Sushi für Anfänger und Profis

Japanische Sushikunst in wenigen Schritten selbstgemacht

[1. Auflage]

Taro Watanabe

ISBN-9781793345912

Inhalt

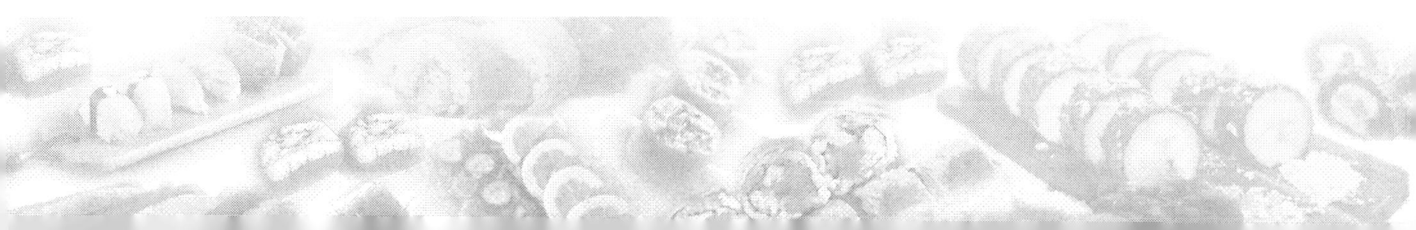

Einleitung

Kulinarische Erfahrungen will doch jeder von uns erleben. So scheint das Essen heute nicht mehr nur noch einer bloßen Hungerbewältigung zu dienen, sondern viel mehr einer Erfahrung im kulinarischen Sinne. Die japanische Küche erfreut sich einer großen Beliebtheit, da diese eine große Vielfalt an geschmacklichen Eindrücken bietet und darüber hinaus als gesund gilt. Vor allen Sushi ist ein Trendgericht geworden, welches in alles Gesellschaftsschichten bedient wird. Dabei geht es nicht nur um die bloße Zubereitung Es gibt viele Feinheiten, auf die man achten sollte, um das optimale Ergebnis zu erreichen.

Es ist dennoch keine Raketenwissenschaft, eine leckere Sushi Platte zusammenzustellen. Perfekte Ergebnisse benötigen eine geübte Hand und etwas Erfahrung. Jedoch ist das Ganze nicht ganz so kompliziert wie es wirken mag.

Um Sie in die Thematik einzuführen zu können, finden Sie auf den folgenden Seiten zunächst eine kurze Führung durch die Sushi. Mit diesem Grundwissen können Sie sich in dieser kulinarischen Welt einfinden und ein Gefühl für sie bekommen. Begeistern Sie Ihre Freunde und die Familie mit einer aufregenden Mahlzeit. Fettarme, kalorienarme und ausgewogene Röllchen sind ein praktischer Begleiter im Büro oder unterwegs. Laden Sie Japan zu sich nach Hause ein und Sie werden es nicht bereuen!

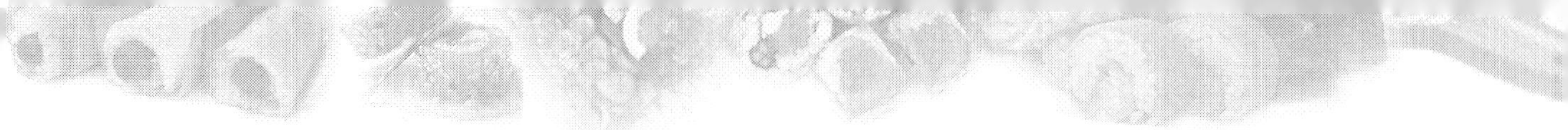

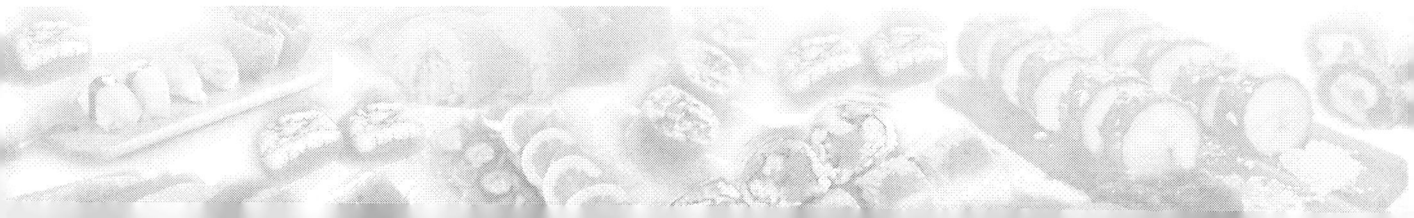

Sushi Werkzeuge & Zubereitungen

Für eine erfolgreiche Sushi Zubereitung bedarf es einiger Utensilien. Wichtig: Diese Zutaten und Utensilien sind in jeder Sushi Küche vorhanden. Keine Angst, Sie müssen nicht anbauen. In diesem Kapitel unterscheiden wird zwischen dem Zubehör zur Zubereitung und dem Tischbesteck, das man für den Verzehr sowie eine korrekte Darreichung benötigt.

Materialien und Geräte für die Zubereitung

Für die Sushi Zubereitung werden Sie eine **Bambusrolle**, ein **scharfes Messer** sowie einen **guten Topf** oder einen **Reiskocher** benötigen. Kurz wollen wir diese Dinge erläutern, damit Sie beim Kauf die richtigen Utensilien erwerben.

- **Bambusrolle**

Eine **Bambusrolle** finden Sie in einem asiatischen Lebensmittelladen, aber auch viele, deutsche, gut sortierte Supermärke bieten diese bereits an. Die Rolle bestehen aus dünnen Bambusplanen, die mit einem Faden zu einer flexiblen Matte zusammengebunden sind. Verwendet wird sie, um das Zusammenrollen der Sushi Rollen zu ermöglichen. ***Achtung: Die Noriblätter weichen durch den Reis durch und beginnen zu kleben. Man kann in diesem Zustand die Blätter nicht mehr von einem normalen Brettchen loslösen oder überhaupt fassen***. Darüber hinaus kann man die Rolle dadurch bequem in Form bringen und einen optimalen Druck ausüben, um die Sushi Rolle vernünftig zusammenzukleben.

Tipp: Ummanteln Sie die Sushi Matte vor der Verwendung mit Frischhaltefolie, dass ist hygienischer und das umständliche Herauskratzen der klebrigen Reiskörnern aus den Rillen wird verhindert.

- **Messer**

Die fertige Rolle muss sauber geschnitten werden. Wenn das Messer zu stumpf ist, drückt es das Noriblatt platt und der Reis sowie die Füllung werden aus der Rolle gepresst. Verwenden Sie zum Schneiden der Sushi Rolle keine Messer, die mit Zähnchen ausgestattet sind. Die Klinge sollte scharf und glatt sein.

Tipp: Achten Sie unbedingt darauf, das Messer beim Schneiden ab und zu mit kaltem Wasser zu befeuchten. Das verhindert das Ankleben des Reis.

- **Topf**

Der **Topf** ist für die Reiszubereitung wichtig. Dieser sollte für ein optimales Ergebnis massiv und hermetisch sein. Dies ist wichtig, damit die Flüssigkeit, die beim Kochen verdampft, aufgefangen wird und nicht entweichen kann. Da der Reis eine bestimmte Menge an Flüssigkeit aufnehmen muss, um die richtige Konsistenz zu erhalten, ist es wichtig, dass die Flüssigkeit nicht ausdampft, sonst kann der Reis nicht klebrig werden. Der Klebereis ist jedoch für die Sushi Zubereitung wichtig.

- **Reiskocher**

Der **Reiskocher** dient als Alternative. Der Reiskocher funktioniert ähnlich wie ein Schnellkochtopf. Zu seinen Vorteilen gehört die effiziente Kochweise und das Warmhalten. Als Nachteil lässt sich anführen, dass der Kocher leider sehr viel Platz wegnimmt. Die Anschaffung eines guten Kochtopfes könnte daher unter Umständen sinnvoller sein.

Für Onigiri, eine besondere Form des Sushi, das beispielsweise oft als

„Butterbrotersatz“ verwendet wird und in jedem Lunchpaket eines Schülers oder Berufstätigen zu finden ist, benötigen Sie noch zusätzlich eine Form. Diese ist nicht teuer und ist sowohl im Internet als auch in den meisten asiatischen Lebensmittelmärkten erhältlich.

Besteck und Geschirr für die Sushi Zubereitung

Das Besteck und Geschirr sind Dingen für die Darreichungsform von großer Bedeutung. In der japanischen Küche wird auf die Darbietung der Speisen sehr viel Wert gelegt. Somit gehört die Darbietung ebenso zur Zubereitung. Sie werden Folgendes benötigen:

- Sojaschälchen
- Essstäbchen
- Flache Teller oder Platten

Anbei möchten wir Ihnen einige Infos dazu geben.

- **Sojaschälchen:** Das sind kleine Schalen, in denen Sojasoße serviert wird. Darin werden dann die Sushi Rollen abgeschmeckt. Jeder bekommt eine individuelle Schale. Gefüllt werden diese Schalen maximal mit einem halben Zentimeter Flüssigkeit. Je nach Wunsch kann die Sojasoße darin für etwas Schärfe mit etwas Wasabi vermengt werden.
- **Essstäbchen**: Sie sind eine typisch asiatische Tradition. Damit wird nicht nur in Japan, sondern in ganz Asien gegessen. Denjenigen, den es schwerfällt damit zu arbeiten, ist der Sinn und Zweck nicht ganz klar. Allerdings sind die Stäbchen recht praktisch. Man speist langsamer, was gesünder ist und die Verdauung und das Wohlbefinden anregen. Außerdem kann die Sushi Rolle unbeschädigt genossen werden. Übung macht aber auch hier den Meister!

- **Platte**: Abschließend müssen die Rollen serviert werden. Da sie meistens als **Platte** serviert werden, werden Sie eine benötigen. Optional eignen sich auch flache, recht große Teller. So können Sie die Portionen und die Zusammensetzung der einzelnen Gänge selbst bestimmen. Eine Sammelplatte hat den Vorteil, dass sich Ihre Gäste selbst bedienen und ihre liebsten Teile aussuchen können.

Basics

Einige der Lebensmittel dürfen in der japanischen Küche nicht fehlen. Grundsätzlich gilt: es geht nicht um die Komplexität oder um den Preis für die Lebensmittel, sondern um die Qualität und das richtige Verhältnis. Bei der Lebensmittelwahl sollten Sie auf die Tipps und Informationen achten, die Sie in diesem Kapitel erfahren werden. Auf Ihre Einkaufsliste gehören:

- Sushireis
- Reisessig
- Noriblätter
- Sojasoße
- Wasabi

sowie

- Lachs
- Thunfisch
- Calamari
- Garnelen
- Ikura
- Tsukemono
- Sesam
- Tamagoyaki
- Eingelegter Ingwer

Natürlich kommt es auf Ihre persönlichen Vorlieben an, jedoch ist der erste Teil der Einkaufsliste ist maßgeblich und unumgänglich.

In der Regel wird Sushi mit Wasabi und Ingwer sowie Sojasoße serviert. Daher gehören diese Zutaten im Grunde genommen genauso zum Sushi wie Reis, da sie ansonsten nicht den vorgesehenen Geschmack entfalten.

Sushireis

Sushireis ist eine spezielle Sorte Reis, die sich durch rundliche, polierte Körner kennzeichnet. Beim Reiskochen scheiden diese Körner besonders viel Reisstärke aus und bilden eine klebrige Masse, bleiben aber gleichzeitig bissfest. Der sogenannte Klebereis ist entstanden. Wenn die Reismasse abkühlt, bleibt der Reis in der Form, die man ihm verleiht und ist dennoch nicht breiig. Perfekt für die Sushi Zubereitung.

Man muss nicht unbedingt Sushi Reise nehmen, sondern auch andere Sorten sind möglich. Als Alternative kann man beispielsweise Risottoreis nutzen. Er sollte kein zu starkes Eigenaroma aufweisen und nicht zu trocken sein. Sie sollten aber andere Reissorten wie Basmati-, Jasmin- und Parboiled-Reis vermeiden; zum einen haben sie ein zu starkes Eigenaroma, zum anderen sind sie zu trocken und nicht klebrig genug, als dass sie die Form der Sushirolle halten könnten.

Sushireis erhalten Sie im asiatischen Lebensmittelladen. Dieser ist in der Regel etwas teurer als andere Reissorten, was sich für das Ergebnis aber lohnt. Denn auch bei Sushireis gibt es qualitative Unterschiede und Preisklassen, die stark voneinander abweichen.

Fazit: Greifen Sie am besten direkt zum für Sushi geeigneten Reis als zu günstigeren Alternativen zu greifen.

Reisessig

Reisessig ist das wichtigste Würzmittel und wird für die Würze genutzt. Reisessig ist süßer als Tafel- oder Weißweinessig, sodass Sie dabei auf keinen Fall zu anderen Essigsorten greifen sollten. Der süßlich-säuerliche Geschmack des Sushi Reis basiert auf dem Eigengeschmack. Der europäische Essig sollte immer mindestens 5% Säure beinhalten, während japanischer Reisessig einen Säuregehalt von 3-4% nicht überschreiten sollte.

Auch in der Sparte gibt es viele unterschiedliche Sorten und Geschmacksvielfalten. Der Reisessig sollte keinen zu starken Essiggeruch aufweisen. Angebrochene Flaschen bitte im Kühlschrank aufbewahren. Zu verbrauchen ist der Essig innerhalb von 1-2 Monaten. Sollte er schlecht sein, merken Sie es an einem bissigen Geruch, da der Essig versauert.

Fazit: Genau wie Apfelessig, wird Reisessig oft bei Verdauungsproblemen sowie als Diät- und Entschlackungshilfe verwendet.

Sojasoße

Sojasoße ist eines der beliebtesten asiatischen Würzmittel. Es gibt zahlreiche Arten und Geschmacksrichtungen. Zu unterteilen in helle und dunkle Sorten. Ebenso dient sie als Grundlage für andere Würzmittel wie beispielsweise die Worcestershiresoße.

Zum Salzen des Sushi wird kein normales Tafelsalz verwendet, sondern ausschließlich Sojasoße. Die fertigen Sushirollen werden beim Verzehr je nach Geschmack in Sojasoße getaucht. Die Soße enthält Einiges an Salz, was aber dennoch bedeutend weniger ist als beim normalen salzen. Außerdem enthält die Sojasoße 11 g Eiweiß auf 100 ml.

Eine gute, traditionell hergestellte Sojasoße lässt sich an der spartanischen Zusammensetzung erkennen. Sie besteht aus Soja, Weizen, Wasser sowie Salz. Industriell hergestellte Versionen enthalten viele Zusatzstoffe und Geschmacksverstärker. Wenn Sie diese umgehen wollen, sollten Sie zu naturbelassenen Bio-Produkten greifen, die allerdings in der Regel kostenintensiver sind.

Japanische Sojasoße ist milder als die chemisch hergestellte Soße. Helle Sojasoße hingehen ist zu mild, um als Nachwürzmittel verwendet zu werden. Für Sushi gilt die Empfehlung daher bei der japanischen, dunklen Sojasoße.

Noriblätter

Noriblätter sind aus getrockneten Algen hergestellt und werden als quadratische Blätter verkauft. Zu verwenden, um den Reis einzurollen. Anfänglich sind Noriblätter trocken und eher brüchig. Sie müssen trocken gelagert werden und bei hoher Raumfeuchtigkeit abgedichtet, da sie ansonsten schlecht werden.

Wenn man sie allerdings mit einer dünnen Schicht Reis bestreicht bzw. den Reis damit umhüllt weichen die Blätter ein und werden flexibel.

Norialgen werden in Japan und Korea gezüchtet. Die koreanische Version weicht von der japanischen im Wesentlichen kaum ab. Der Hauptunterschied liegt in der Preisgestaltung . Bei diesem Lebensmittel gibt es nicht viele qualitative Unterschiede. Es gibt also wenig zu beachten.

Sie halten nicht nur die Form der Sushirolle, sondern haben auch ein ausgeprägtes Aroma, das nicht fehlen darf. Darüber hinaus enthält Nori sehr viel Jod, was bei einer Schilddrüsenunterfunktion sowie einer eingeschränkten Ernährung (z.B. vegetarisch), Nori zu einer natürlichen Nahrungsergänzung macht.

Noristreifen werden aber nicht nur für Sushi verwendet, sondern auch als Zusatz zu zahlreichen Gerichten und Suppen. Bei einer klassischen Misosuppe sollte etwas Nori dabei sein, da es für einen einmaligen Geschmack sorgt.

Hinweis: Bei Nori gibt es eine Verzehrempfehlung, die Sie beachten sollten. Wegen des hohen Jodgehalts sollte man diese nicht überschreiten.

Tamagoyaki

Tamagoyaki, ein Omelette, ist zwar keine Zutat, ist aber sehr wichtig und kommt in so vielen Sushi Rezepten vor. Deswegen möchten wir Ihnen an dieser Stelle eine Grundanleitung übermitteln. Sie benötigen

Eier – 4 Stück
Reiswein (Mirin) – 1 TL
Sojasosse – 2 TL
Salz – eine Prise
Zucker – ½ TL
Dashipulver – 1 TL (in 1 EL Wasser aufgelöst)
Öl – zum Braten

Verrühren Sie alle Zutaten bis auf das Öl in einer Schüssel bis alles eine Masse ergibt. Achtung: Das Ei sollte nicht schaumig werden. Erhitzen Sie in der Pfanne etwas Öl und geben Sie in etwa ein Drittel der Eiermasse in die Pfanne. Sobald die Masse unten etwas fester ist klappen Sie diese bis zur Mitte zur Seite und geben Sie ein weiteres Drittel in die Pfanne. Wiederholen Sie den Vorgang. Das Omelett zeichnet sich durch seine luftige Konsistenz aus. Er wird oft für Sushi verwendet, entweder als Belag für Nigiri oder ähnliches oder als Füllung für Maki-Rollen.

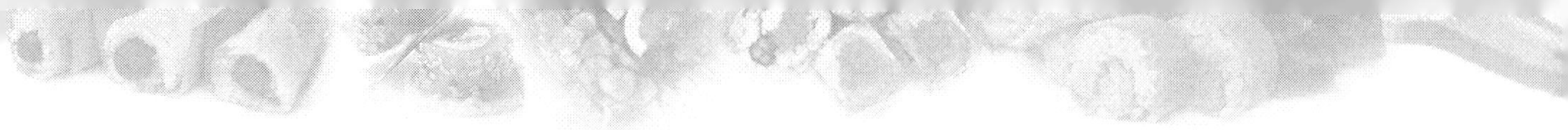

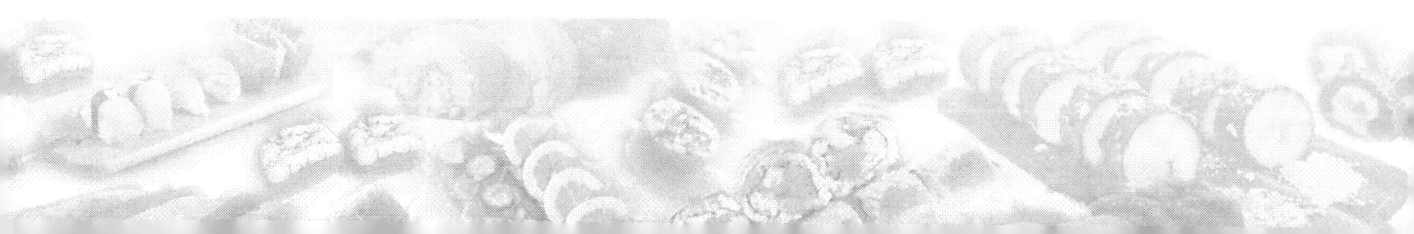

Reis kochen

Die Grundlage einer jeden Sushi Rolle ist der gekochte Reis. In der Zusammensetzung ist Sushi relativ einfach. Sie sollten jedoch mit den nötigen Zutaten sehr aufmerksam und mit einem Auge fürs Detail umgehen. Für ein perfektes Sushi benötigen Sie immer:

Reis – 1 Tasse
Wasser – 1 Tasse
Reisessig – 50 ml (ca. 3 EL)
Salz – ½ TL
Zucker – ½ EL

Doch wie kocht man den perfekten Klebereis? Es gibt immer eine Grundrezept, welches wie folgt funktioniert.

✓ Reis Waschen: So sollte man den Reis vor dem Kochen waschen. Dieser erste Schritt wird oftmals unterschätzt. Das kann aber zu einem Problem werden. Folgenden Hintergrund hat das Waschen: Durch das Waschen wird die überschüssige Stärke aus dem Reis entfernt und auch potentielle Verunreinigungen werden vermieden. So klebt der Sushireis nach wie vor, da er ausreichend Stärke von sich gibt. Allerdings sind die Körner dennoch klar voneinander zu unterscheiden und die Masse wird nicht zu breiig. Beim ersten Waschen geht der Großteil der Stärke ab, daher wird das Wasser sehr trüb. Man sollte den Reis so oft waschen, bis das Wasser klar ist. Nur dann ist sicher, dass der Reis ausreichend sauber und zum Kochen vorbereitet ist. Hinweis: Damit das Abgießen einfacher ist, sollten Sie ein Sieb zur Hand nehmen; allerdings sollten Sie den Reis in dem Topf selbst waschen und nicht nur im Sieb unter Wasser halten.

- ✓ Reis einweichen: Um die Kochzeit zu reduzieren, kann man den Reis für ca. eine halbe Stunde einweichen. Man kann diesen Schritt tendenziell überspringen, jedoch saugt sich der Reis dabei voll und die Körner werden bissfest, ohne zu verkochen. Sie sollten dabei den Reis in einem Reis-Wasser-Anteil von 1:1 einweichen.

- ✓ Reis kochen: Sollten Sie den Reis im Topf kochen, stellen Sie den Topf mit dem eingeweichten Reis auf den Herd und kochen Sie das Wasser im Topf auf. Achtung: Reiswasser darf nicht zu lange kochen. Sobald sich erste größere Blasen bilden, stellen Sie die Hitze herunter und lassen Sie den Reis köcheln, für 15 Minuten. Nehmen Sie anschließend den Topf vom Herd und lassen Sie den Reis weitere 10 Minuten ziehen. Wichtig ist, dass Sie den Reis von Anfang bis Ende mit geschlossenem Deckel kochen und auch ziehen lassen.

- ✓ Reis abkühlen lassen: Anschließend muss der Reis abgekühlten. Traditionell wird hierfür eine Holzschüssel verwendet. Auf Der Oberfläche der Schüssel wird der Reis dünn verteilt. Dieses Vorgehen hat darüber hinaus den Vorteil, dass das Holz überschüssige Flüssigkeit oder Stärke aufnimmt und der Reis somit noch nachträglich etwas korrigiert werden kann. Alternativ können Sie ein Backblech und Backpapier o.ä. verteilen. Lassen Sie den Reis nicht zu sehr abkühlen, da er ansonsten nicht mehr ganz so gut klebt. Eine Temperatur von etwas über der Körpertemperatur ist ideal. Achten Sie darauf, dass er noch etwas feucht und nicht ganz fest ist; lassen Sie den Reis daher nicht länger als 10-15 Minuten lang abkühlen. Bei älteren oder schlecht beschichteten Töpfen kann es dazu kommen, dass Reis anbrennt. Kratzen Sie diesen nicht ab und vermengen Sie ihn nicht mit dem restlichen Reis.

- ✓ Reis würzen: Sobald der Reis fertiggekocht ist, muss er gewürzt werden. Sie können eine fertige Gewürzmischung nehmen; sie ist sowohl in flüssiger als auch in Pulverform im asiatischen Lebensmittelladen verfügbar. Es ist zu empfehlen die Würze selbst zusammenzumischen. Dafür benötigen Sie auf eine Tasse Reis 50 ml Reisessig, 10 g Zucker und 5 g Salz. Zunächst sollten Sie die Zutaten miteinander gut vermengen, bis sich der Zucker und das Salz mehr oder minder im Essig gelöst haben und dann die fertige Flüssigkeit in den Reis geben.

Verteilen Sie die Mischung ordentlich über den Reis. Mithilfe eines Holzlöffels lässt sich die Würze verteilen. Tauchen Sie einen Holzlöffel in die Gewürzmischung und ziehen Sie diesen über den auf dem Teller großflächig verteilten Reis. Nehmen Sie keinen Metalllöffel, da er die Struktur beschädigen könnte.

Wenn Sie den Reis erst einige Zeit später verarbeiten wollen, sollten Sie ihn in eine Schüssel tun und mit einem feuchten Tuch bedecken; Sie können ihn sogar in ein feuchtes Tuch einwickeln. Auf diese Weise kann der Reis bis zu drei Stunden lang feucht bleiben. Länger sollten Sie ihn aber auch nicht liegen lassen, da er frisch immer noch am besten ist.

Grundrezepte zu unterschiedlichen Formen

Sushi gibt es in den unterschiedlichsten Darreichungsformen; es mag zunächst kompliziert erscheinen, ist aber an sich gar nicht so schwierig. Sofern man den Durchblick gewonnen und sich die Übung angeeignet hat, kennt man anschließend die Grundrezepte und –formen, die Sie schnell aus dem Kopf zubereiten können, zumal der Reis immer auf die gleiche Art und Weise zubereitet wird. In diesem Kapitel finden Sie die maßgeblichen Grundrezepte, die Sie für Ihre Sushiplatte benötigen werden. Der erste Schritt von jedem dieser Rezepte ist die Zubereitung vom Reis, wie sie im vorigen Kapitel dargestellt ist; so ist dieser „ausgelassen" bzw. in jedem Rezept impliziert, was Sie unbedingt beachten sollten.

Sashimi

Bei Sashimi handelt es sich um eine Art von Sushi, bei der kein Reis hinzugefügt wird. Hierbei handelt es sich ausschließlich um rohe Fischfilets, die auf unterschiedliche Arten und Weisen gewürzt werden. Um Sashimi zuzubereiten, bedarf es nur drei Zutaten zum Erfolg: ein gutes, scharfes Messer, frischer Fisch mit Sushiqualität und eine gute Sojasoße.

Für Sashimi kann man unterschiedliche Fischsorten verwenden. Folgende Fischsorten eignen sich besonders gut:

- Wolfsbarsch
- Makrele
- Lachs
- Thunfisch
- Schwertfisch
- Brasse

Thunfisch, Lachs und Makrele sind besonders beliebt. Um Sashimi vorzubereiten, müssen Sie die Fischfilets abspülen und trocken tupfen. Anschließend schneiden Sie diese in ca. 2 cm x 4 cm große, ca. 3 mm dünne Scheiben. Hierfür benötigen Sie ein wirklich scharfes Messer, da es ansonsten die faserige Struktur des Fisches zerstört und die Stücke nicht mehr ordentlich aussehen. Setzen Sie das Messer an der gewünschten Stelle an und bewegen Sie es sanft nach vorne und hinten und trennen Sie das Filet unter leichtem Druck ab.

Bei manchen Fischarten müssen Sie vor dem Schneiden Sie Gräten rausziehen, da Sie sie Optik beeinträchtigen und den Genuss einschränken. Thunfisch sowie

Schwertfisch haben allerdings keine Gräten, sodass Sie diese Filets schnell und ohne weitere Umstände servieren können.

Anschließend können Sie einen Sashimiteller mit unterschiedlichen Dekorationen servieren, also eingelegtes Gemüse, frisches Gemüse oder Kresse. Vor allen Dingen dürfen die Klassiker nicht fehlen.

Maki richtig zubereiten

Maki sind Sushirollen, die tatsächlich gerollt und anschließend geschnitten werden. Diese werden in Nori-maki und Futo-Maki eingeteilt.

Nori-maki

Nori-maki sind kleine, einfache Sushirollen, die aus einem halben Nori-Blatt hergestellt werden. In der Regel werden sie nur mit einer Füllung hergestellt. Die Füllungen können aber variieren. Wichtig ist, dass die Füllung nicht zu dick ist und in das halbe Nori-Blatt reinpasst. Um das Blatt zu halbieren, werden Sie eine Lebensmittel- oder Haushaltsschere benötigen. Schneiden Sie das Noriblatt in Richtung der eingeprägten Linien.

Einfache Zubereitung :

1. Rollen Sie die Bambusmatte auf einer glatten, sauberen Oberfläche aus. Legen Sie das Blatt mit der glänzenden Seite nach unten auf die Bambusmatte und verteilen Sie den Reis auf der matten Seite; sparen Sie dabei ca. 2 cm an der langen Seite aus, diese dient als freie Klebefläche.

2. Drücken Sie in die Mitte der Rolle eine längliche Vertiefung ein und folgen Sie dem Rezept; legen Sie die Füllung darin aus. Diese sollte in einer möglichst geraden Linie und gleichmäßig in der Mitte der Rolle ausgelegt werden. Heben Sie die Sushimatte mit den Daumen an und halten Sie die Füllung mit den anderen Fingern fest.

3. Rollen Sie das Nori-Blatt zusammen, üben Sie einen stärkeren Druck aus, damit die Rolle fest ist.

4. Achten Sie darauf, dass die Füllung vom Reis gleichmäßig eingerollt wird.

5. Um diese abschließend zu verkleben, sollten Sie die ausgelassenen, nicht bestrichenen 2 cm leicht anfeuchten und die Rolle fertigmachen.

6. Schneiden Sie die beiden Enden der Rolle zu und schneiden Sie die Rolle in

ca. 5-6 gleich große Stücke. Diese sollten ca. 1,5 – 1,8 cm breit sein; Sie können zur Orientierung ebenso den Zeige- und Mittelfinger verwenden. Legen Sie die Finger nebeneinander auf die Sushirolle und Sie werden wissen, wie breit das einzelne Stück sein sollte.

7. Servieren Sie die fertigen Sushirollen mit eingelegtem Ingwer, Wasabi sowie Sojasoße.

Futo-Maki

Futo-Maki ist in der Herstellung mit den Hoso-Maki beinahe identisch. Allerdings werden für Futo-Maki vollständige Nori-Blätter verwendet. Wohingegen sie bei Hoso-Maki diese halbiert werden. Außerdem werden unterschiedliche Füllungen verwendet. Es entsteht eine breite Bandbreite an Geschmäckern.

Futo-Maki rollen Sie die Bambusmatte aus, legen Sie das Noriblatt mit der glänzenden Seite auf die Sushimatte und bestreichen Sie es mit einer dünnen Reisschicht. Wobei Sie an einer Seite ca. 2 cm frei lassen. Drücken Sie eine Vertiefung in den Sushi Reis. Achtung: Die Vertiefung nicht in die Mitte, sondern auf die der Klebefläche gegenüberliegende Seite. Legen Sie die Füllung in der Vertiefung. Bilden Sie eine möglichst schmale und gerade Linie, damit die Füllung optimal eingerollt werden kann. Heben Sie die Sushimatte mit den Daumen an und halten Sie die Füllung mit den anderen Fingern fest. Rollen Sie die Füllung unter leichtem Druck ein und verkleben Sie das Noriblatt.

Nigiri

Nigiri wird von Hand geformt und nicht gerollt. Hergestellt Stück für Stück, daher brauchen Sie kein Messer, um sie in gleich große Stücke einzuteilen. Hinweis: Bevor Sie die Nigiri formen, sollten Sie sich eine Schüssel mit warmem Wasser bereitstellen. Versetzen Sie das Wasser mit etwas Essig. Nehmen Sie eine halbe Handvoll Reis und formen Sie diesen wie einen länglichen Zylinder.

Anschließend wird der Belag vorbereitet. Das sind in der Regel dünne Lachs-, Thunfisch-, Garnelenstreifen oder auch japanisches Omelett, die auf dem Reis aufliegen. Manchmal werden Noristreifen um die Nigiri gebunden, um Fisch und Belag und Reis zu verbinden, aber auch für den Geschmack kann man Noristreifen einsetzen, denn Sie verleihen ein einzigartiges Aroma.

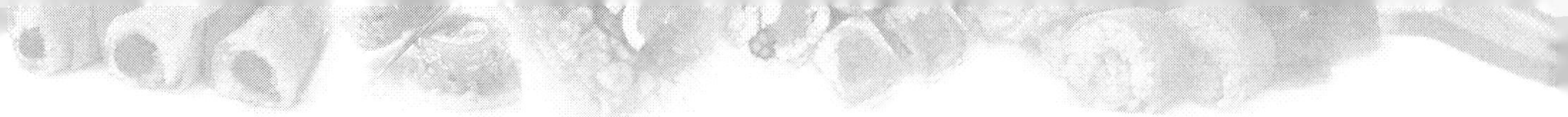

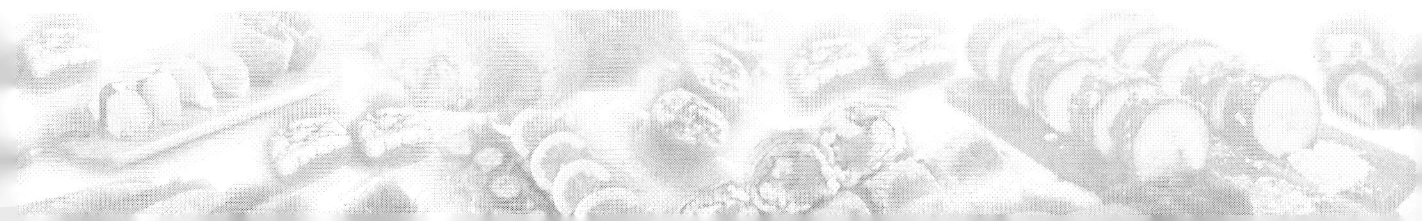

Klassiker

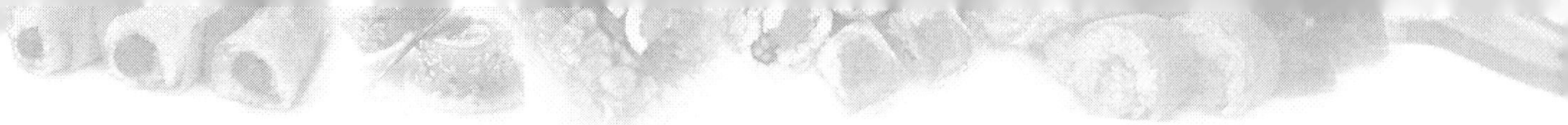

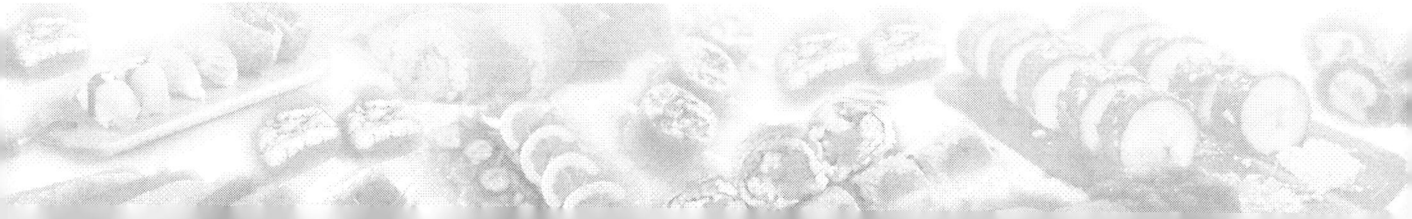

Lachs-Sashimi

Portionen: 4 | Dauer: 10 Minuten

Zutaten:

- Lachs – 250 g
- Kohlrabi – 1 Stück
- Gurke – ½ Stück
- eingelegter Rettich – 1/3 Stück
- Wasabi, Sojasoße – nach Geschmack
- eingelegter Ingwer – nach Geschmack

Zubereitung:

1. Waschen Sie das Lachsfilet und tupfen Sie es trocken.
2. Nehmen Sie ein scharfes Messer zur Hand und schneiden Sie das Lachsfilet in dünne, mundgerechte Scheiben.
3. Schälen Sie die Gurke und schneiden Sie diese in Scheiben. Schälen Sie den Kohlrabi und schneiden Sie diese ebenso in dünne Scheiben, Sie können die Scheiben nach Belieben auch halbieren.
4. Schneiden Sie den Rettich in dünne Scheiben. Richten Sie das Gemüse auf einem großen Teller an: Legen Sie abwechselnd Rettich-, Gurken- und Kohlrabischeiben auf dem Teller aus. Platzieren Sie darauf die Sashimi.
5. Servieren Sie die Sashimi mit Wasabi, Sojasoße sowie Ingwer.

Thunfisch-Sashimi mit Tomate und Ingwer

Portionen: 4 | Dauer: 40 Minuten

Zutaten:

- Möhren – 200 g
- Thunfischfilet – 350 g
- Rettich – 100 g
- Orangensaft – 100 ml
- Tomaten – 250 g
- Chilischoten, fein gehackt – ½ TL
- Honig – ½ TL
- frischer Ingwer, gerieben – 1 TL
- Koriandergrün, fein gehackt – 1 TL
- Tabasco – 1 Spritzer
- Sojasoße – 2 TL
- dunkles Sesamöl – 3 Schüsse
- Sesam, geröstet – 2 TL

Zubereitung:

1. Waschen und schälen Sie den Rettich sowie die Möhren. Hobeln Sie das Gemüse in hauchfeine Scheiben oder Streifen.
2. Geben Sie die Gemüsestreifen in eine Schale. Vermengen Sie Honig, Chili, die Hälfte vom Orangensaft sowie Salz zu einer Marinade und geben Sie diese zu dem Gemüse. Lassen Sie das Ganze ca. 15 Minuten langziehen.
3. Waschen und schneiden Sie die Tomaten in dünne Viertelscheiben. Vermengen Sie den restlichen Orangensaft, Ingwer, Koriander, Tabasco, Sojasoße, Salz sowie Sesamöl zu einem Dressing und heben Sie es unter die Tomaten. Verrühren Sie alles gut, damit sich das Dressing gleichmäßig verteilt.
4. Waschen und tupfen Sie das Thunfischfilet trocken. Schneiden Sie es wie im Grundrezept angegeben in dünne Scheiben.
5. Richten Sie auf den Tellern die Sashimi an, servieren Sie dazu den Möhren-Rettich-Salat sowie das Tomatensalsa. Servieren Sie zusätzlich Sojasoße und Wasabi.

Thunfisch-Spargel Maki

Portionen: 4 | Dauer: 70 Minuten

Zutaten:

- Salz
- 150 g grüner Spargel
- 1 Paprika
- 150 g Thunfischfilet
- 100 g Zanderfilet
- 2 Noriblätter
- 300 g vorbereiteter Sushi Reis
- Wasabi

Zubereitung:

1. Salzwasser aufkochen. Unterdessen Spargel und Paprika waschen, putzen und halbieren.
2. Kocht das Wasser, Spargel fünf Minuten lang darin garen. Paprika entkernen und in Streifen schneiden.
3. Thunfisch und Zander in Streifen schneiden. Ein Noriblatt auflegen und zur Hälfte mit gekochtem Sushi Reis belegen. An den Seitenrändern wird Platz frei gelassen.
4. Eine hauchdünne Schicht Wasabi auf den Reis streichen. Die Hälfte der Füllung mittig am Reis auflegen, festhalten und einrollen. Mit dem zweiten Noriblatt ebenso verfahren. Jede Rolle in sechs Stücke schneiden.

Sashimi mit Gemüse und Nori

Portionen: 4 | Dauer: 15 Minuten

Zutaten:

- Fischfilet (eines der im Grundrezept empfohlenen, Sushiqualität) – 400 g
- Brunnenkresse – 1 Bund
- Rettich – 1 Stück, ca. 100 g
- Zitronensaft, frisch gepresst – 100 ml
- Sojasoße – 100 ml
- Salatgurke – 1 Stück
- Möhren – 2 Stück
- Nori-Blatt – 1 Stück
- Zucker – 1 EL
- Ingwer – 5 cm.
- Sojasoße, Wasabi – nach Geschmack

Zubereitung:

1. Bereiten Sie das Gemüse vor: waschen und schneiden Sie es, entfernen Sie die Schale und hobeln Sie das Gemüse in dünne Scheiben.
2. Waschen und putzen Sie die Brunnenkresse, zupfen Sie die Blättchen ab und lassen Sie diese gut abtropfen.
3. Schneiden Sie das Noriblatt in ca. 3 mm dünne Streifen. Nehmen Sie dafür eine Küchenschere zur Hand.
4. Bereiten Sie das Dressing zu: Vermischen Sie Sojasoße, Zucker sowie Zitronensaft in einem Schälchen. Schälen und reiben Sie den Ingwer und heben Sie ihn unter das Dressing.
5. Servieren Sie das Gemüse auf den Tellern, geben Sie über jede Portion etwas Dressing.
6. Bereiten Sie den Fisch wie in der Anleitung angegeben vor und legen Sie ihn zum Gemüse. Servieren Sie zum Gericht Sojasoße und Wasabi. Bestreuen Sie die Sashimi mit Noristreifen kurz vor dem Servieren.

Makrelen-Sashimi

Portionen: 4 | Dauer: 20 Minuten

Zutaten:

- Markelenfilet, roh – 270 g
- Ingwer – 1 EL, gerieben
- Radieschen – 4 Stück
- Knoblauch – 1 Kopf
- Limette – 1 Stück
- Orangen – 6 Stück
- Sojasoße – 1 TL
- Olivenöl – 2 EL
- Schnittlauch, gehackt – 1 Handvoll
- Salz – nach Geschmack

Zubereitung:

1. Entfernen Sie die Haut vom Makrelenfilet und entfernen Sie die Gräten. Bereiten Sie die Zuschnitte nach dem Grundrezept vor.
2. Bereiten sie anschließend das Dressing vor: schälen und pressen Sie den Knoblauch sowie den Ingwer. Pressen Sie den Saft der Orangen sowie der Limette aus und vermengen Sie alles in einer Schüssel.
3. Geben Sie Sojasoße sowie das Olivenöl hinzu und verrühren Sie alles zu einer glatten Masse. Lassen Sie das Dressing ca. 1 Stunde lang bei Raumtemperatur ziehen.
4. Legen Sie den Fisch auf den Tellern aus. Waschen und hobeln Sie die Radieschen in dünne Scheiben.
5. Servieren Sie die Radieschenscheiben zusammen mit dem Fisch. Geben Sie über beides etwas Dressing, toppen Sie das Gericht mit Schnittlauch und salzen Sie es nach Geschmack.

Hoso-Maki mit Avocado

Portionen: 4 | Dauer: 25 Minuten

Zutaten:

- Avocado – 1 Stück
- Zitronensaft – 8 EL
- Reis – 1 Tasse, nach Anleitung gekocht
- Gewürzmischung – nach Anleitung zusammengestellt
- Nori – ca. 3 Blätter

Zubereitung:

1. Halbieren Sie die Avocado, schneiden Sie dabei am Kern entlang. Drehen Sie die beiden Fruchtfleischhälften in unterschiedliche Richtungen und nehmen Sie diese auseinander.
2. Entnehmen Sie den Kern und schälen Sie die Avocado.
3. Schneiden Sie das Fruchtfleisch in Streifen. Beträufeln Sie die Avocadostreifen mit Zitronensaft, damit diese nicht oxidieren.
4. Kochen Sie den Reis nach Anleitung und bereiten Sie diesen dem Grundrezept entsprechend vor.
5. Rollen Sie die Avocadostreifen ein. Für eine scharfe Note können Sie etwas Wasabi unter die Avocadostreifen geben.

Maki mit Ei

Portionen: 4 | Dauer: 25 Minuten

Zutaten:

- 450 g Sushi Reis
- 300 g Thunfischfilet
- 2 Gurken
- 2 Avocados
- 5 Eier
- 1 TL Salz
- 1 TL Reiswein
- Butterschmalz
- 6 Noriblätter

Zubereitung:

1. Sushi Reis zubereiten. Während der Wartezeiten Thunfisch waschen. Gurken waschen, längs halbieren und entkernen.
2. Avocados halbieren, entsteinen und das Fruchtfleisch mit einem Esslöffel vorsichtig von der Schale lösen.
3. Thunfisch, Gurken und Avocados in Stifte schneiden. Eier mit Salz und Reiswein verquirlen.
4. Butterschmalz erwärmen und Eiermasse darin anbraten. Omelett in fingerdicke Stifte schneiden.
5. Noriblätter in die Hälfte teilen und mit jeweils 3 EL Sushi Reis belegen. Einen Omelett Streifen und einen Streifen aus Gurke, Avocado oder Thunfisch darauflegen und Maki fest einrollen. Jede Rolle in sechs Stücke schneiden.

Hoso-Maki mit Gurke

Portionen: 4 | Dauer: 25 Minuten

Zutaten:

- Gurke – 1 Stück
- Salz – nach Bedarf
- Reis – 1 Tasse, nach Anleitung gekocht
- Gewürzmischung – nach Anleitung zusammengestellt
- Nori – ca. 3 Blätter

Zubereitung:

1. Halbieren Sie die Gurke und entfernen Sie das Kerngehäuse. Sie können die Gurke je nach Geschmack schälen oder ungeschält verarbeiten.
2. Bestreuen Sie die Gurkenstreifen mit Salz und lassen Sie diese ca. 15 Minuten langziehen. Tropfen Sie die Flüssigkeit ab und tupfen Sie die Gurkenstreifen trocken.
3. Schneiden Sie die Gurke in lange Streifen. Bereiten Sie das Noriblatt dem Grundrezept entsprechend vor und rollen Sie die Gurkenstreifen wie beschrieben ein.

Hoso-Maki mit Daikon

Portionen: 4 | Dauer: 25 Minuten

Zutaten:

- Eingelegtes Daikon – 1 Stück
- Reis – 1 Tasse, nach Anleitung gekocht
- Gewürzmischung – nach Anleitung zusammengestellt
- Nori – ca. 3 Blätter

Zubereitung:

1. Machen Sie die Verpackung auf und tropfen Sie die eingelegte Rübe ab. Manchmal ist sie in bereits sushigerecht geschnittenen Streifen zu erwerben, man kann aber auch ganze Rüben kaufen und diese in Streifen schneiden.
2. Bereiten Sie den Reis und das Noriblatt nach Grundrezept vor und rollen Sie wie beschrieben die Füllung ein.

Hoso-Maki mit Surimi

Portionen: 4 | Dauer: 25 Minuten

Zutaten:

- Surimi – 3 Stück (Länge 18 cm) oder 6 Stück (Länge 9 cm)
- Reis – 1 Tasse, nach Anleitung gekocht
- Gewürzmischung – nach Anleitung zusammengestellt
- Nori – ca. 3 Blätter

Zubereitung:

1. Meistens ist Surimi eingefroren im Supermarkt verfügbar, weswegen Sie es zunächst einmal auftauen sollten. Um den Prozess zu beschleunigen, können Sie die Stäbchen in ein Wasserbad legen.
2. Entnehmen Sie die Surimi aus der Plastikverpackung und halbieren Sie diese.
3. Bereiten Sie den Reis sowie das Nori vor und rollen Sie die Surimi der Anleitung entsprechend ein.

Hoso-Maki mit Lachs

Portionen: 4 | Dauer: 25 Minuten

Zutaten:

- Lachs – 150g
- Reis – 1 Tasse, nach Anleitung gekocht
- Gewürzmischung – nach Anleitung zusammengestellt
- Nori – ca. 3 Blätter

Zubereitung:

1. Für dieses Rezept können Sie nach Geschmack entweder rohen oder geräucherten Lachs verwenden. Schneiden Sie den Lachs in dünne Streifen.
2. Bereiten Sie den Reis sowie das Nori dem Grundrezept entsprechend vor.
3. Rollen Sie den Lachs in die Sushirolle ein.
4. Geheimtipp: Eine weitere Zubereitungsvariante für den Lachs ist die Garung mit Zitronensäure. Legen Sie hierfür die vorgeschnittenen Lachsstreifen für ca. 1 Stunde in Zitronensäure ein. Durch die Eiweißgerinnung schmeckt der Lachs besonders zart und hat eine leichte Säure.

Hoso-Maki mit Thunfisch

Portionen: 4 | Dauer: 25 Minuten

Zutaten:

- Thunfisch – 1 Filet (ca. 150-180 g)
- Reis – 1 Tasse, nach Anleitung gekocht
- Gewürzmischung – nach Anleitung zusammengestellt
- Nori – ca. 3 Blätter

Zubereitung:

1. Spülen Sie den Thunfisch kurz ab und tupfen Sie diesen trocken. Schneiden Sie das Filet in dünne Streifen.
2. Bereiten Sie den Reis sowie das Nori entsprechend dem Grundrezept vor. Rollen Sie die Thunfischstreifen entsprechend der Anleitung ein.
3. Für Spicy Thuna Rolls können Sie etwas Kewpie Mayonnaise und Chili vermengen und unter den Thunfisch auf den Reis streichen.

Futo-Maki mit Schwarzwurzel, Karotte und Surimi

Portionen: 4 | Dauer: 25 Minuten

Zutaten:

- Schwarzwurzel, eingelegt (asiatisch, nicht aus der Dose!) – 4 Streifen
- Surimi – 3 Stäbchen (18 cm Länge)
- Karotte – 1 Stück
- Reis – 1 Tasse, nach Anleitung gekocht
- Gewürzmischung – nach Anleitung zusammengestellt
- Nori – ca. 3 Blätter

Zubereitung:

1. Tropfen Sie die Schwarzwurzel ab.
2. Lassen Sie die Surimi auftauen und befreien Sie diese von der Plastikverpackung.
3. Schneiden Sie die Surimi in Hälften. Schälen, waschen und schneiden Sie die Karotte in lange Stifte.
4. Bereiten Sie den Reis und das Nori entsprechend der Anleitung vor.
5. Platzieren Sie alle Zutaten auf dem Reis und rollen Sie diese ein.

Futo-Maki mit Gurke, Avocado und Thunfisch

Portionen: 4 | Dauer: 25 Minuten

Zutaten:

- Avocado – 1 Stück
- Gurke – 1 Stück
- Zitronensaft – 8 EL
- Salz – nach Bedarf
- Thunfisch – ca. 150 g (roh oder aus der Dose)
- Reis – 1 Tasse, nach Anleitung gekocht
- Gewürzmischung – nach Anleitung zusammengestellt
- Nori – ca. 3 Blätter

Zubereitung:

1. Halbieren Sie die Avocado und entnehmen Sie den Kern. Schälen Sie das Fruchtfleisch und schneiden Sie es in schmale Streifen. Beträufeln Sie die Avocadostreifen mit Zitronensaft, damit diese sich nicht verfärben.
2. Bereiten Sie den Thunfisch vor: wenn Sie frisches Filet verwenden, schneiden Sie es einfach in schmale Streifen. Wenn Sie Thunfisch aus der Dose verwenden, tropfen Sie dieses ab und lockern Sie es auf. Für eine cremigere Konsistenz können Sie es mit 1-2 EL Kewpie Mayonnaise vermengen.
3. Halbieren Sie die Gurke und entnehmen Sie das Kerngehäuse. Schälen Sie diese und schneiden Sie sie in Streifen. Bestreuen Sie diese mit Salz und lassen Sie diese ca. 15 Minuten langziehen. Tropfen Sie das überschüssige Wasser ab und tupfen Sie diese trocken.
4. Bereiten Sie den Reis sowie das Nori nach Anleitung vor.
5. Legen Sie alle Zutaten nebeneinander und rollen Sie diese ein.

Futo-Maki mit Tamagoyaki, Thunfisch und Ingwer-Chili-Mayo

Portionen: 4 | Dauer: 25 Minuten

Zutaten:

- Tamagoyaki – von vier Eiern
- Thunfisch – 150 g rohes Filet
- Ingwer – ca. 1-2 cm
- Chiliflocken – 2 Prisen
- Kewpie Mayonnaise – 2 EL
- Reis – 1 Tasse, nach Anleitung gekocht
- Gewürzmischung – nach Anleitung zusammengestellt
- Nori – ca. 3 Blätter

Zubereitung:

1. Bereiten Sie Tamagoyaki wie in der Anleitung vorgegeben vor. Schneiden Sie es in dünne Streifen.
2. Spülen Sie den Thunfisch und tupfen Sie diesen trocken. Schneiden Sie das Filet in dünne Streifen.
3. Schälen und pressen Sie den Ingwer in eine kleine Schüssel. Vermengen Sie diesen mit Kewpie Mayonnaise und den Chiliflocken.
4. Bereiten Sie den Reis nach Anleitung vor. Bestreichen Sie den Reis mit etwas Mayo und belegen Sie ihn anschließend mit Tamagoyaki und Thunfisch. Rollen Sie alle Zutaten ein.

Futo-Maki mit Frühlingszwiebeln, Lachs und Gurke

Portionen: 4 | Dauer: 25 Minuten

Zutaten:

- Gurke – 1 Stück
- Salz – nach Bedarf
- Frühlingszwiebeln – 1 Stück
- Lachs – 150 g rohes Filet
- Reis – 1 Tasse, nach Anleitung gekocht
- Gewürzmischung – nach Anleitung zusammengestellt
- Nori – ca. 3 Blätter

Zubereitung:

1. Waschen, putzen und hacken Sie die Frühlingszwiebeln klein.
2. Spülen Sie das Lachsfilet ab und tupfen Sie es trocken. Schneiden Sie den Lachs in dünne Streifen.
3. Halbieren Sie die Gurke und entfernen Sie das Kerngehäuse. Schneiden Sie diese in schmale Streifen.
4. Bestreuen Sie diese mit Salz und lassen Sie die Streifen ca. 15 Minuten langziehen. Tropfen Sie überschüssige Flüssigkeit ab und tupfen Sie diese trocken.
5. Bereiten Sie den Lachs sowie das Nori nach Grundrezept vor. Rollen Sie die Frühlingzwiebeln, Lachsstreifen sowie Gurkenstreifen wie beschrieben ein.

Futo-Maki mit Ikura, Spinat und Shrimps

Portionen: 4 | Dauer: 25 Minuten

Zutaten:

- Shrimps – ca. 100 g
- Ikura (feinkörnig, z.B. vom Capelin) – 30 g
- Spinat – 2 Handvoll
- Sesamöl – 2 TL
- Sojasoße – 2 TL
- Reis – 1 Tasse, nach Anleitung gekocht
- Gewürzmischung – nach Anleitung zusammengestellt
- Nori – ca. 3 Blätter

Zubereitung:

1. Waschen und putzen Sie den Spinat. Geben Sie in einen Topf und lassen Sie ihn mit Sesamöl und Sojasoße sowie 2 EL Wasser bei geschlossenem Deckel köcheln, bis es einfällt.
2. Geben Sie die Shrimps zum Spinat und köcheln Sie diese ca. 2-3 Minuten lang mit, bis sie gar sind.
3. Bereiten Sie den Reis sowie das Nori nach Grundrezept vor. Verteilen Sie den Spinat sowie die Shrimps und den Kaviar auf dem Reis. Rollen Sie die Zutaten wie beschrieben ein.

Nigiri mit Calamari

Portionen: 4 | Dauer: 25 Minuten

Zutaten:

- Küchenfertige Tintenfischtuben (Calamari) – ca. 300 g
- Reis – 1 Tasse, nach Anleitung gekocht
- Wasabi – nach Geschmack
- Gewürzmischung – nach Anleitung zusammengestellt
- Nori – ca. 3 Blätter

Zubereitung:

1. Falls der Tintenfisch tiefgefroren ist, lassen Sie diesen zunächst auftauen.
2. Kochen Sie den Reis nach Anleitung und formen Sie ihn zu kleinen Klößchen.
3. Spülen Sie die Tintenfischtuben und tupfen Sie diese trocken. Schneiden Sie diese in rechteckige Stücke, die größentechnisch zu den Reisklößchen passen.
4. Bestreichen Sie die Tintenfischstücke von einer Seite mit etwas Wasabi und legen Sie diese mit dem Wasabi nach unten auf den Reis.

Nigiri mit Thunfisch

Portionen: 4 | Dauer: 25 Minuten

Zutaten:

- Thunfisch – ca. 250 g, roh, Sushiqualität
- Reis – 1 Tasse, nach Anleitung gekocht
- Gewürzmischung – nach Anleitung zusammengestellt
- Nori – ca. 3 Blätter

Zubereitung:

1. Spülen Sie das Thunfischfilet ab und tupfen Sie es trocken. Schneiden Sie das Filet in ca. 1 cm dünne, ca. 2 x 3 cm große Rechtecke.
2. Kochen Sie den Reis nach der Anleitung und formen Sie daraus Reisklößchen.
3. Belegen Sie die Reisklößchen mit den Thunfischfilets. Nach Geschmack können Sie diese vorher von unten mit etwas Wasabi bestreichen.

Nigiri mit Lachs

Portionen: 4 | Dauer: 25 Minuten

Zutaten:

- Lachsfilet, roh – 200 g
- Reis – 1 Tasse, nach Anleitung gekocht
- Gewürzmischung – nach Anleitung zusammengestellt
- Nori – ca. 3 Blätter

Zubereitung:

1. Spülen Sie das Lachsfilet ab und tupfen Sie es trocken. Schneiden Sie das Filet in dünne, rechteckige Scheiben, die zu den vorgeformten Reisklößchen passen.
2. Sie können einige, ca. 1 cm dicke Noristreifen schneiden und damit das Nigiri umwickeln. So hält der Lachs besser auf dem Reis und Sie haben noch zusätzlich den aromatischen Geruch von Nori.

Nigiri mit Garnelen

Portionen: 4 | Dauer: 25 Minuten

Zutaten:

- Garnelen – ca. 200 g
- Reis – 1 Tasse, nach Anleitung gekocht
- Gewürzmischung – nach Anleitung zusammengestellt
- Nori – ca. 3 Blätter

Zubereitung:

1. Kochen Sie die Garnelen und schälen Sie diese; lassen Sie das Schwänzchen dran. Schneiden Sie diese in der Mitte an, aber nicht durch, sondern gerade so, dass man sie gut aufklappen kann.
2. Formen Sie aus dem zubereiteten Reis Reisklößchen und belegen Sie diese mit den Garnelen.
3. Tipp: Es gibt im Tiefkühlfach auch vorgefertigte Garnelen, die bereits in der Mitte angeschnitten und vorgekocht sind. Sie müssen lediglich aufgetaut werden, was den Prozess verkürzt.

Nigiri mit Tamagoyaki

Portionen: 4 | Dauer: 25 Minuten

Zutaten:

- Tamagoyaki – von vier Eiern, wie in der Anleitung beschrieben
- Reis – 1 Tasse, nach Anleitung gekocht
- Gewürzmischung – nach Anleitung zusammengestellt
- Nori – ca. 3 Blätter

Zubereitung:

1. Bereiten Sie das Tamagoyaki wie im Grundrezept beschrieben vor.
2. Kochen Sie den Reis nach der Anleitung und formen Sie kleine Reisklößchen.
3. Schneiden Sie ein paar dünne Noristreifen (ca. 1 cm dick).
4. Schneiden Sie das Tamagoyaki in rechteckige Stücke und belegen Sie damit die Reisklößchen. Umwickeln Sie diese mit jeweils einem Noristreifen und verkleben Sie diesen gut.

California Rolls

Portionen: 4 | Dauer: 25 Minuten

Zutaten:

- Avocado – 1 Stück
- Gurke – 1 Stück
- Surimi – 300 g
- Sesamsamen – 50 g
- Zitronensaft – 8 EL
- Salz – nach Bedarf
- Reis – 1 Tasse, nach Anleitung gekocht
- Gewürzmischung – nach Anleitung zusammengestellt
- Nori – ca. 3 Blätter

Zubereitung:

1. Halbieren Sie die Avocado und entfernen Sie den Kern. Schälen und schneiden Sie das Fruchtfleisch in dünne Streifen. Beträufeln Sie die Avocadostreifen mit Zitronensaft.

2. Halbieren Sie die Gurke und entfernen Sie das Kerngehäuse. Schälen und schneiden Sie die Gurke in schmale Streifen. Bestreuen Sie diese mit Salz und lassen Sie diese ca. 15 Minuten langziehen. Gießen Sie die ausgeschiedene Flüssigkeit ab und tupfen Sie die Gurkenstreifen trocken.

3. Lassen Sie die Surimi auftauen, entfernen Sie die Plastikverpackung und schneiden Sie diese in Hälften.

4. Rösten Sie die Sesamsamen ohne Öl an. Bereiten Sie den Reis sowie das Nori nach der Anleitung vor.

5. Rollen Sie die Zutaten wie im Grundrezept beschrieben ein und wälzen Sie die Rolle vor dem Schneiden im Sesam.

Horenso Gomaae Maki

Portionen: 4 | Dauer: 25 Minuten

Zutaten:

- Spinat – 3 Handvoll
- Sesamsamen – 50 g
- Sesamöl – 1 EL
- Wasser – 1 EL
- Salz, Pfeffer – nach Geschmack
- Sojasoße – ein Schuss
- Reis – 1 Tasse, nach Anleitung gekocht
- Gewürzmischung – nach Anleitung zusammengestellt
- Nori – ca. 3 Blätter

Zubereitung:

1. Putzen und waschen Sie den Spinat. Vermischen Sie in einem Topf Sesamöl und Wasser. Geben Sie den Spinat hinzu und köcheln Sie ihn bei schwacher Hitze, bis er einfällt.
2. Schmecken Sie den fertigen Spinat mit Salz, Pfeffer sowie Sojasoße ab. Sie können nach Geschmack auch eine Prise Chiliflocken hinzugeben.
3. Bereiten Sie den Reis nach Anleitung vor und rollen Sie den Spinat wie im Grundrezept beschrieben ein.
4. Rösten Sie die Sesamsamen ohne Öl kurz in der Pfanne an.
5. Wälzen Sie die fertigen Inside-Out-Rollen noch vor dem Schneiden in den Sesamsamen.

Negi Maguro Maki

Portionen: 4 | Dauer: 25 Minuten

Zutaten:

- Frühlingszwiebeln – 2 Stück
- Kewpie Mayonnaise – 2 EL
- Thunfisch, aus der Dose – 1 Dose
- Schnittlauch – 1 Bund
- Chili – nach Geschmack
- Reis – 1 Tasse, nach Anleitung gekocht
- Gewürzmischung – nach Anleitung zusammengestellt
- Nori – ca. 3 Blätter

Zubereitung:

1. Waschen, putzen und schneiden Sie die Frühlingszwiebeln klein.
2. Tropfen Sie den Thunfisch ab und geben Sie ihn in eine Schüssel. Vermengen Sie den Thunfisch mit der Kewpie Mayonnaise. Wenn die Masse nicht cremig genug ist, können Sie noch mehr Mayo hinzugeben. Die Konsistenz sollte einer Art Paste gleichen. Schmecken Sie die Paste nach Geschmack mit Salz, Pfeffer sowie Chili ab.
3. Hacken Sie den Schnittlauch sehr fein.
4. Bereiten Sie den Reis und das Nori nach der Anleitung vor. Rollen Sie die Frühlingszwiebeln sowie die Thunfischpaste wie im Grundrezept angegeben ein.
5. Wälzen Sie die fertige Rolle noch vor dem Schneiden in dem fein gehackten Schnittlauch.

Sake Kawa Maki

Portionen: 4 | Dauer: 60 Minuten

Zutaten:

- Lachs – 200 g
- Zitronen – 2 Stück
- Kewpie Mayonnaise – 2-3 EL
- Ingwer – ca. 1 cm
- Chili – 2 Prisen
- Frühlingszwiebeln – 2 Stück
- Ikura – 50 g
- Reis – 1 Tasse, nach Anleitung gekocht
- Gewürzmischung – nach Anleitung zusammengestellt
- Nori – ca. 3 Blätter

Zubereitung:

1. Spülen Sie den Lachs ab und schneiden Sie diesen in dünne Streifen. Pressen Sie die Zitronen aus und legen Sie den Lachs im Zitronensaft für ca. 1 Stunde ein.
2. Vermengen Sie die Mayonnaise, Chili sowie gepressten Ingwer zu einer einheitlichen Masse zusammen.
3. Waschen und hacken Sie die Frühlingszwiebeln klein.
4. Bereiten Sie den Reis nach dem Grundrezept vor und rollen Sie die Zutaten wie in der Anleitung beschrieben ein.
5. Wälzen Sie die fertige Rolle vor dem Schneiden in Ikura. Hierfür eignet sich ausschließlich feinkörniger Kaviar, also beispielsweise Capelinkaviar.
6. Tipp: Capelinkaviar ist im asiatischen Lebensmittelmarkt meistens auch in unterschiedlichen Farben verfügbar, beispielsweise in grün. Das kann der Sushiplatte einen zusätzlichen Pepp verleihen!

Temaki mit Ikura, Gurke und Surimi

Portionen: 4 | Dauer: 25 Minuten

Zutaten:

- Surimi – ca. 3-4 Stäbchen
- Gurke – 1 Stück
- Salz – nach Bedarf
- Ikura (z.B. Lachskaviar, grobkörnig) – 50 g
- Reis – 1 Tasse, nach Anleitung gekocht
- Gewürzmischung – nach Anleitung zusammengestellt
- Nori – ca. 3 Blätter

Zubereitung:

1. Halbieren Sie die Gurke und entfernen Sie mithilfe eines Löffels das Kerngehäuse. Schälen Sie die Gurke und schneiden Sie diese in Streifen. Salzen Sie die Gurkenstreifen und lassen Sie diese ca. 15 Minuten langziehen. Tropfen Sie anschließend die Flüssigkeit ab und tupfen Sie diese trocken.
2. Lassen Sie die Surimi auftauen und entfernen Sie die Plastikverpackung. Schneiden Sie die Surimi in Hälften.
3. Bereiten Sie den Reis nach der Anleitung vor und rollen Sie die Surimi sowie die Gurkenstreifen nach der Anleitung ein.
4. Toppen Sie die Temaki mit der Ikura. Sie können auch nach Geschmack die Temaki mit etwas fein gehacktem Schnittlauch bestreuen.

Temaki mit Thunfisch, Daikon und Schnittlauch

Portionen: 4 | Dauer: 25 Minuten

Zutaten:

- Thunfisch – 1 Dose
- Daikon – 200 g, in Streifen
- Schnittlauch – 1 Bund
- Kewpie Mayonnaise – 2-3 EL
- Sesamöl – 1 EL
- Reis – 1 Tasse, nach Anleitung gekocht
- Gewürzmischung – nach Anleitung zusammengestellt
- Nori – ca. 3 Blätter

Zubereitung:

1. Tropfen Sie den Thunfisch ab und zerdrücken Sie ihn zu einer losen Masse. Vermengen Sie den Thunfisch mit Kewpie Mayonnaise und Sesamöl.
2. Tropfen Sie den Daikon ab und tupfen Sie ihn trocken. Wenn Sie die eingelegten Rüben am Stück haben, dann schneiden Sie diese in dünne Streifen.
3. Waschen und hacken Sie den Schnittlauch sehr fein.
4. Bereiten Sie den Reis nach der Anleitung vor und rollen Sie die Zutaten wie beschrieben ein. Sparen Sie ca. 2 EL Schnittlauch aus.
5. Für etwas Schärfe können Sie auch etwas Wasabi auf den Reis unter die Zutaten geben.
6. Toppen Sie die Temaki mit einigen Schnittlauchringen.

Ikura Gunkan

Portionen: 4 | Dauer: 40 Minuten

Zutaten:

- Gurke – 1/2 Stück
- Lachsfilet – 50 g
- Reisessig (für die Marinade) – 25 ml
- Zucker – ½ EL
- Salt – ½ TL
- Lachskaviar – 20 g
- Reis – 1 Tasse, nach Anleitung gekocht
- Gewürzmischung – nach Anleitung zusammengestellt
- Nori – ca. 3 Blätter

Zubereitung:

1. Halbieren Sie die Gurke und entfernen Sie das Kerngehäuse. Schneiden Sie diese in ganz kleine Würfel.
2. Ziehen Sie die Haut vom Lachs ab und schneiden Sie diesen zunächst in lange Streifen und dann in kleine Würfel.
3. Vermengen Sie den Reisessig, Salz und Zucker zu einer Marinade. Legen Sie den Lachs und die Gurkenwürfel in der Marinade ein und lassen Sie das Ganze ca. 15-20 Minuten langziehen.
4. Bereiten Sie währenddessen den Reis sowie das Nori nach dem Grundrezept vor und formen Sie die Reisklößchen.
5. Tropfen Sie den Lachs und die Gurken gut ab und toppen Sie damit die Gunkan-Klößchen. Verteilen Sie den Lachskaviar auf allen Ikura Gunkan.

Wakame Gunkan

Portionen: 4 | Dauer: 25 Minuten

Zutaten:

- Wakame Salat (fertig oder selbstgemacht) – 150 g
- Reis – 1 Tasse, nach Anleitung gekocht
- Gewürzmischung – nach Anleitung zusammengestellt
- Nori – ca. 3 Blätter

Zubereitung:

1. Wakame Salat können Sie entweder bereits fertig und tiefgekühlt erwerben oder selbst herstellen. Wenn Sie sich für die fertige Variante entscheiden, sollten Sie den Salat vorher gut auftauen lassen. Wenn Sie den Wakame Salat selbst machen wollen, finden Sie das Rezept in dem Kapitel „Beilagen“.
2. Bereiten Sie den Reis vor und formen Sie die Klößchen, die Sie anschließend mit Nori umwickeln.
3. Verteilen Sie den Wakame Salat auf die jeweiligen Gunkan-Klößchen. Je nach Geschmack können Sie einige geröstete Sesamsamen darüber geben.

Thai-Lachstartar Gunkan

Portionen: 4 | Dauer: 25 Minuten

Zutaten:

- Lachsfilet, roh, Sushiqualität – 150 g
- Kaffir-Limettenblätter – 4 Stück
- Knoblauchzehe – ½ Zehe
- Ingwer – ca. 1 cm
- Chilischote – ca. 2 cm
- gepresster Limettensaft – 2 TL
- frisch geriebene Limettenschale – 1 Messerspitze
- Salz – ¼ TL
- Zucker – ¼ TL
- Reis – 1 Tasse, nach Anleitung gekocht
- Gewürzmischung – nach Anleitung zusammengestellt
- Nori – ca. 3 Blätter

Zubereitung:

1. Ziehen Sie die Haut vom Lachs ab, spülen Sie ihn ab und tupfen Sie ihn trocken. Schneiden Sie das Filet in ca. 5 mm kleine Würfel.
2. Schälen Sie den Knoblauch und den Ingwer. Hacken Sie den Knoblauch, Ingwer und die Chilischote fein.
3. Waschen Sie die Limettenblätter und schneiden Sie den Stiel heraus. Hacken Sie es ebenso sehr fein.
4. Vermengen Sie alle Zutaten, also Lachs, Limettenblätter, Limettensaft, Chili, Knoblauch, Ingwer sowie Salz und Pfeffer in einer Schale. Stellen Sie die Schale zugedeckt in den Kühlschrank und lassen Sie alles mindestens 2 Stunden langziehen.
5. Bereiten Sie die Gunkanbasis nach dem Grundrezept vor. Verteilen Sie den Lachstartar auf den Klößchen.

Shrimps Gunkan

Portionen: 4 | Dauer: 25 Minuten

Zutaten:

- Shrimps – 150 ml
- Creme Fraîche – 80 ml
- Ingwer – 2 cm
- Petersilie – 8 Stiele
- Limettensaft – 1 EL (alternativ Zitronensaft)
- Salz, Pfeffer – nach Geschmack
- Reis – 1 Tasse, nach Anleitung gekocht
- Gewürzmischung – nach Anleitung zusammengestellt
- Nori – ca. 3 Blätter

Zubereitung:

1. Schälen Sie den Ingwer und pressen Sie diesen aus. Hacken Sie die Petersilie klein, entfernen Sie vorher die Stiele. Legen Sie einige Petersilienblätter zum Servieren zur Seite.
2. Wenn Sie tiefgekühlte Shrimps verwenden, lassen Sie diese vorher gut auftauen. Spülen Sie diese ab und tupfen Sie diese trocken.
3. Vermengen Sie in einer Schüssel Creme Fraîche, Limettensaft, Petersilie, Ingwer, Shrimps sowie etwas Salz und Pfeffer zu einer einheitlichen Masse.
4. Bereiten Sie den Reis nach dem Grundrezept vor und verteilen Sie den Shrimpsalat gleichmäßig auf die Gunkan. Dekorieren Sie die Gunkan mit Petersilienblättern.

Tamagoyaki und Ikura Gunkan

Portionen: 4 | Dauer: 30 Minuten

Zutaten:

- Tamagoyaki – von vier Eiern, nach Grundrezept gekocht
- Wasabi – nach Geschmack
- Ikura – 20 g
- Reis – 1 Tasse, nach Anleitung gekocht
- Gewürzmischung – nach Anleitung zusammengestellt
- Nori – ca. 3 Blätter

Zubereitung:

1. Bereiten Sie das Tamagoyaki nach dem Grundrezept zu.
2. Bereiten Sie die Gunkan nach der Anleitung zu und bestreichen Sie den Reis auf der Oberfläche mit etwas Wasabi.
3. Schneiden Sie das Tamagoyaki in passend große Stücke zu und verteilen Sie diese auf die Gunkan.
4. Toppen Sie die fertigen Gunkan mit etwas Ikura. Nach Geschmack können Sie einige Petersilienblätter zum Servieren anbringen.

Thunfisch-Mayo-Onigiri

Portionen: 4 | Dauer: 25 Minuten

Zutaten:

- Thunfisch – ½ Dose
- Kewpie Mayonnaise – 2 EL
- Salz, Pfeffer – nach Geschmack
- Wasabi – 1 TL
- Reis – 1 Tasse, nach Anleitung gekocht
- Gewürzmischung – nach Anleitung zusammengestellt
- Nori – ca. 3 Blätter

Zubereitung:

1. Tropfen Sie den Thunfisch ab und geben Sie ihn in eine Schüssel. Lockern Sie ihn mit einer Gabel auf und vermengen Sie den Thunfisch mit Mayo und Wasabi zu einer Paste.
2. Bereiten Sie den Reis nach dem Grundrezept vor und füllen Sie die Onigiri mit der Thunfischcreme.
3. Sie können die Onigiri mit einem schmalen Streifen Nori, den Sie unten ankleben, verfeinern.

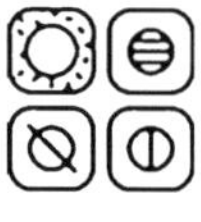

Umeboshi Onigiri

Portionen: 4 | Dauer: 25 Minuten

Zutaten:

- Umeboshi – 100 g
- Reis – 1 Tasse, nach Anleitung gekocht
- Gewürzmischung – nach Anleitung zusammengestellt
- Nori – ca. 3 Blätter

Zubereitung:

1. Umeboshi sind salzig eingelegte Pflaumen. Sie sind in jedem asiatischen Lebensmittelladen verkäuflich. Sie können diese am Stück in das Onigiri „einpflanzen“ oder vorher klein hacken.
2. Nehmen Sie zunächst den Kern heraus. Hierfür müssen Sie nur ein kleines Loch an eine der Seiten an der Pflaume machen und diesen rausdrücken.
3. Bereiten Sie den Reis nach dem Grundrezept vor und formen Sie die Onigiri wie in der Anleitung beschrieben.

Onigiri mit Hackfleisch

Portionen: 4 | Dauer: 25 Minuten

Zutaten:

- Hackfleisch – 150 g
- Sojasoße – 3 EL
- Sesamöl – 2 EL
- Salz, Pfeffer – nach Geschmack
- Ei – 1 Stück
- Reis – 1 Tasse, nach Anleitung gekocht
- Gewürzmischung – nach Anleitung zusammengestellt
- Nori – ca. 3 Blätter

Zubereitung:

1. Vermengen Sie das Ei, Hackfleisch sowie Sojasoße, Salz und Pfeffer in einer Schüssel.
2. Erhitzen Sie in der Pfanne etwas Sesamöl und braten Sie darin das Hackfleisch an, bis es grobkörnig ist.
3. Bereiten Sie den Reis nach dem Grundrezept vor und füllen Sie die Onigiri mit dem gebratenen Hackfleisch.

Sushi Beilagen

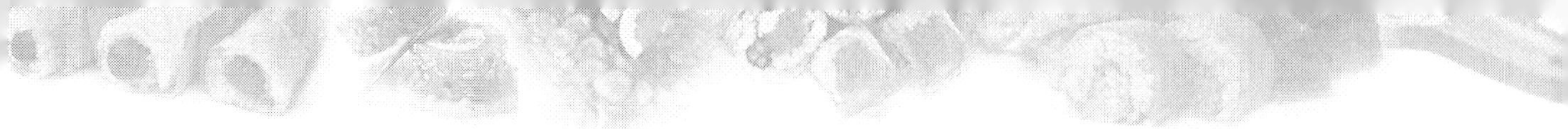

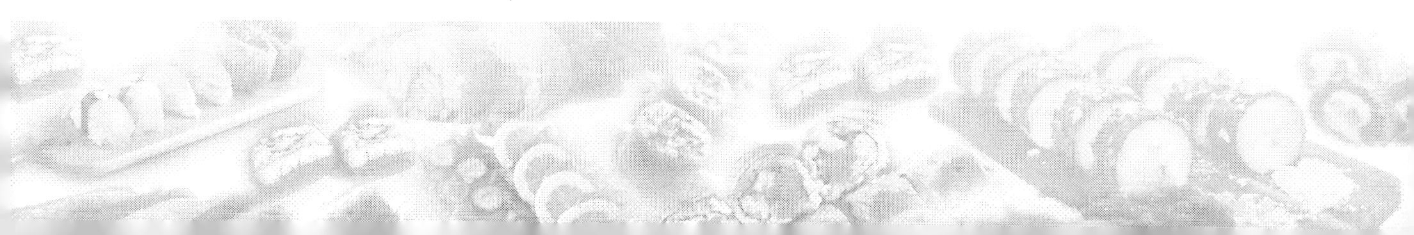

Suppen

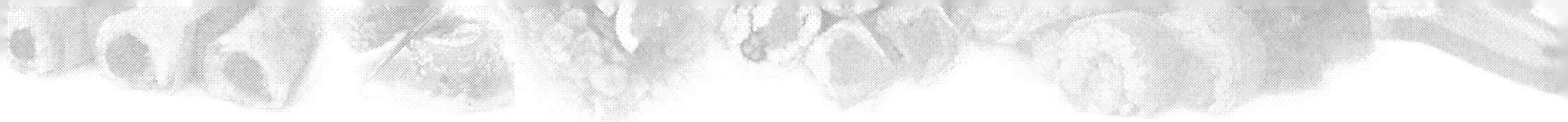

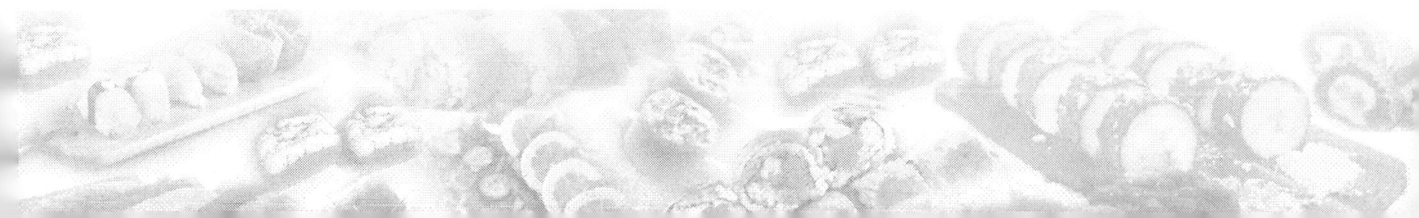

Miso

Portionen: 4 | Dauer: 30 Minuten

Zutaten:

- Roter Miso – 5 EL
- Frühlingszwiebeln – 4 Stück
- Shiitakepilze – 50 g
- Paprika – ½ Schote
- Zuckerschoten – 50 g
- Tofu – 100 g
- Wakame-Algen instant – 1 EL

Zubereitung:

1. Bereiten Sie zunächst das Suppengemüse vor: putzen und schneiden Sie die Zuckererbsen in Streifen, putzen und schneiden Sie die Paprika in schmale Streifen. Entfernen Sie die Stiele der Shiitakepilze und waschen Sie die Köpfe. Sie können diese verzieren, indem Sie mit dem Messer ein Kreuz reinschneiden.
2. Putzen und schneiden Sie die Frühlingszwiebeln in schräge Ringe.
3. Kochen Sie 800 ml auf und kochen Sie die Shiitakepilze ca. 2 Minuten lang mit. Fügen Sie das restliche Gemüse hinzu und lassen Sie alles Weitere 2 Minuten bei mittlerer Hitze kochen. Lassen Sie einige Frühlingszwiebelringe zum Servieren übrig.
4. Nehmen Sie den Topf vom Herd. Vermengen Sie das Miso mit ca. 5-6 EL der Gemüsebrühe zu einer glatten Masse und geben Sie diese anschließend in die Brühe zurück. Kochen Sie die Suppe danach nicht mehr auf!
5. Servieren Sie die Teller mit den Pilzköpfen sowie Frühlingswiebeln.

Sumashijiru

Portionen: 4 | Dauer: 20 Minuten

Zutaten:

- Dashibrühe – 720 ml
- Shrimps – 80 g
- Sojasoße – 1 TL
- Poree – 5 cm
- Sake – 1 TL
- Salz – 1 TL
- Kartoffelstärke – 1 TL
- Kombu – 1 Blatt, geviertelt

Zubereitung:

1. Erhitzen Sie die Dashibrühe zusammen mit der Sojasoße und Salz. Am einfachsten ist es, Instant Dashibrühe in Pulverform zu verwenden. Folgen Sie bei der Zubereitung einfach der Anweisung auf der Packung. Sie können diese aber auch selbst herstellen. Wie das geht, erfahren Sie im folgenden Grundrezept.
2. Geben Sie die Shrimps in eine Schüssel und marinieren Sie diese ca. 5 Minuten lang in Sake. Panieren Sie die Shrimps anschließend in Kartoffelstärke.
3. Geben Sie die panierten Shrimps in die Suppe dazu und kochen Sie diese 1-2 Minuten lang mit. Geben Sie ebenso das Kombu in die Suppe.

Dashi-Brühe

Portionen: 4 | Dauer: 20 Minuten

Zutaten:

- Wasser – 700 ml
- Kombu Seetang – 10 g
- Bonitoflocken – 10 g

Zubereitung:

1. Weichen Sie den Kombu Seetang ca. 10 Minuten lang im lauwarmen Wasser ein. Kochen Sie das Wasser zusammen mit dem Kombu auf.
2. Rühren Sie anschließend die Bonitoflocken in die kochende Brühe ein.
3. Fun-Fact: Traditionell wird Dashibrühe aus Fisch, Dingen Sardinen hergestellt. Die hier dargestellte Variante ist hingegen vegetarisch. Vegetarier sollten also bei Instant Dashibrühe darauf achten, dass sie nicht aus Fisch, sondern ausschließlich aus Kombu und Bonitoflocken hergestellt ist.

Kürbis-Sojamilch-Suppe

Portionen: 4 | Dauer: 30 Minuten

Zutaten:

- Kabocha (japanischer Kürbis) – 300 g
- Wasser – 500 ml
- Sojamilch – 250 ml
- Mandeln – 2 TL (gehobelt)
- Brühe (z.B. Dashibrühe) – 1 TL
- Lorbeer – 1 Blatt
- Salz, Pfeffer – nach Geschmack
- Zimt – eine Prise

Zubereitung:

1. Rösten Sie zunächst die Mandeln ohne Öl in der Pfanne an und lassen Sie diese abkühlen.
2. Entfernen Sie das Kerngehäuse im Kürbis, schälen und schneiden Sie diesen in mittelgroße Stücke.
3. Kochen sie das Wasser zusammen mit der Brühe und dem Lorbeerblatt auf und kochen Sie darin den Kürbis solange, bis er weich geworden ist.
4. Entnehmen Sie das Lorbeerblatt und pürieren Sie den Kürbis.
5. Geben Sie die Sojamilch hinzu und lassen Sie die Suppe 3-4 Minuten lang weiterköcheln.
6. Schmecken Sie die Suppe mit Salz und Pfeffer ab. Toppen Sie diese in Servierschüsseln mit etwas Zimt.

Komatsuna-Glasnudelnsuppe

Portionen: 4 | Dauer: 25 Minuten

Zutaten:

- Wasser – 1,5 Liter
- Komatsuna – 4 Handvoll
- Glasnudeln – 50 g
- Brühe – 2 EL
- Sake – 2 EL
- Sesamöl – 2 TL
- Sojasoße – 2 TL
- Salz, Pfeffer – nach Geschmack

Zubereitung:

1. Kochen Sie die Glasnudeln nach der Anleitung. Tropfen Sie diese ab und stellen Sie sie zur Seite.
2. Waschen und putzen Sie Komatsuna, entfernen Sie die groben Stiele. Blanchieren Sie die Blätter und schrecken Sie diese kurz mit sehr kaltem Wasser ab. Tropfen Sie sie gut ab und stellen Sie die Blätter zur Seite.
3. Kochen Sie Wasser, Brühe und Sake auf, schmecken Sie diese mit Sojasoße, Salz sowie Pfeffer.
4. Geben Sie Komatsuna und Glasnudeln zu der Brühe dazu und runden Sie diese mit Sesamöl ab. Für etwas Schärfe können Sie einige Chiliflocken hinzugeben.

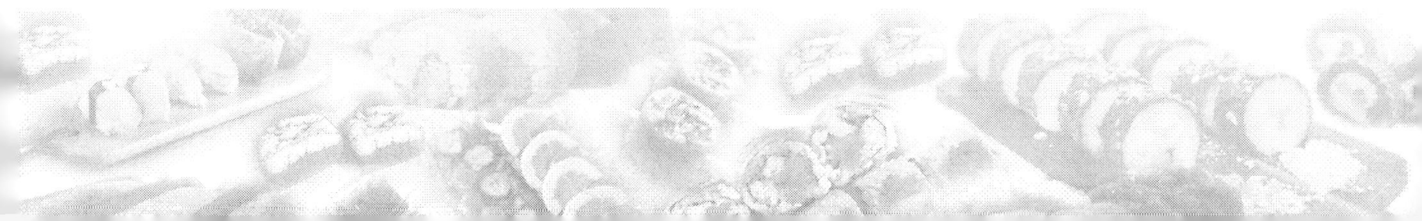

Spieße

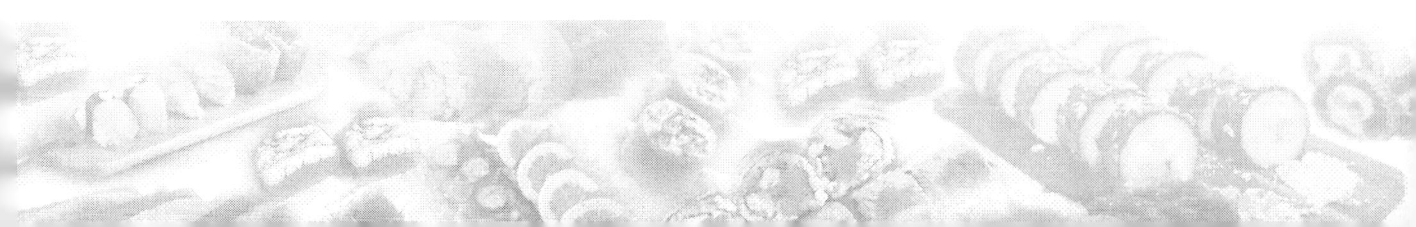

Yakitori

Portionen: 4 | Dauer: 60 Minuten

Zutaten:

- Hähnchenbrust – 600 g
- Hähnchenfilet – 250 g
- Geflügelleber – 150 g
- Bratwürste, fein – 200 g
- Sojasoße – 100 ml
- Sake – 100 ml
- Mirin – 4 EL
- Zucker – ½ EL
- Champignons – 100 g
- Lauchzwiebeln – ½ Bund
- grüne Paprika – 1 Schote
- Sesamöl – 1 EL
- Minze – nach Geschmack
- Holzspieße – 20 g

Zubereitung:

1. Bereiten Sie das Fleisch sowie die Leber vor: waschen Sie diese und tupfen Sie alles trocken. Entfernen Sie die Haut, falls nötig. Schneiden Sie das Fleischfilet und die Leber in ganz kleine Würfel.
2. Drücken Sie aus dem Fleisch und der Leber Brät aus. Schälen und pressen Sie Ingwer und mischen Sie es unter das Brät.
3. Befeuchten sie die Hände und formen Sie daraus mundgerechte Kugeln.
4. Bereiten Sie das Gemüse vor: putzen und schneiden Sie die Paprika in Streifen, entfernen Sie die Stiele der Champignons und waschen Sie diese ebenso. Waschen und schneiden Sie die Lauchzwiebeln in Stücke.
5. Stecken Sie die Fleischbällchen sowie das Gemüse abwechselnd auf die Holzspieße.
6. Verrühren Sie Sake, Mirin und Sojasoße zu einer Soße.
7. Heizen Sie den Grill oder die Pfanne vor. Grillen oder braten Sie die Spieße ca. 8-10 Minuten lang bei mittlerer Hitze. Stechen Sie ca. 1 Minute vor dem Ende der Garungszeit ein und bestreichen Sie diese mit der zuvor zubereiteten Soße. Braten Sie die Spieße 2-3 Minuten lang weiter.
8. Garnieren Sie die Yakitori mit Minze und Sojasoße und Wasabi.

Thunfischspieße mit Wakame

Portionen: 4 | Dauer: 20 Minuten

Zutaten:

- Thunfisch – 350 g
- Sojasoße – 1 EL
- Mirin – 1 EL
- Austernsoße – ½ EL
- Sesamöl – 1 TL
- Weißweinessig – 2 EL
- Olivenöl – 3 EL
- Sesamsamen, geröstet – 3 EL
- Wakame – 200 g
- Salz, Pfeffer – nach Geschmack
- Holzspieße – 4 Stück

Zubereitung:

1. Vermengen Sie zu einer Marinade Sojasoße, Mirin, Austernsoße, Sesamöl, Weißweinessig sowie Olivenöl.
2. Waschen und tupfen Sie den Thunfisch trocken. Schneiden Sie die Filets in ca. 16 gleichgroße Würfel.
3. Marinieren Sie die Thunfischwürfel ca. 2-3 Stunden lang im Kühlschrank.
4. Stecken Sie die Thunfischwürfel auf die Spieße. Erhitzen Sie in der Pfanne etwas Öl. Braten Sie die Filets ca. 3-4 Minuten lang von jeder Seite. Wälzen Sie die Spieße im Sesam.
5. Sie können bereits fertiges Wakame verwenden oder selbst zubereiten (das Rezept finden Sie im Abschnitt „Salate“). Verteilen Sie es auf die Teller. Legen Sie die Spieße auf den Salat.

Salat

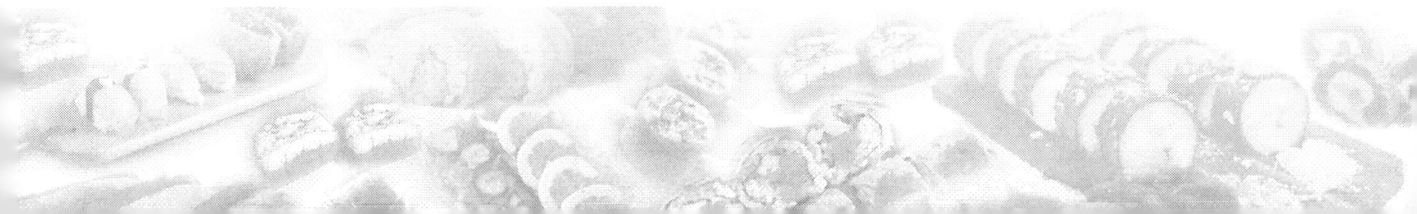

Wakame

Portionen: 4 | Dauer: 15 Minuten

Zutaten:

- Wakame, getrocknet – 1 Tüte (56 g)
- Reisessig – 3 EL
- Sesamöl – 3 EL
- Limettensaft – 1 EL
- Ingwer, gerieben – 1 EL
- Zucker – 1 EL
- Knoblauch – 1 Zehe, gepresst
- Koriandergrün, fein gehackt – 2 EL
- Chili – nach Geschmack
- Sesam, geröstet – 1 EL

Zubereitung:

1. Kochen Sie etwas Wasser auf und nehmen Sie es vom Herd. Geben Sie die getrockneten Algen hinzu und lassen Sie diese ca. 10 Minuten lang mit Wasser vollsaugen.
2. Vermengen Sie alle anderen Zutaten zu einem Salatdressing.
3. Gießen Sie das Wasser ab und wringen Sie die Wakame gut aus. Geben Sie das Dressing in den Salat und streuen Sie die gerösteten Sesamsamen darüber.
4. Lassen Sie den Salat mindestens eine Stunde lang zugedeckt im Kühlschrank ziehen.

Sesam-Spinat-Salat

Portionen: 4 | Dauer: 15 Minuten

Zutaten:

- Spinat – 250 g, frisch
- Sesam, geröstet – 1 EL
- Sesampaste – 1 EL
- Sojasoße – 2 EL
- Zucker – 2 EL
- Reisessig – 1 EL

Zubereitung:

1. Kochen Sie etwas Wasser auf und salzen Sie es. Blanchieren Sie darin den Spinat und tropfen Sie diesen anschließend gut ab.
2. Vermengen Sie Sojasoße, Sesampaste sowie Zucker und Reisessig zu einem glatten Dressing.
3. Heben Sie das fertige Dressing über den Spinat und bestreuen Sie den Salat mit gerösteten Sesamsamen.
4. Lassen Sie den Salat mindestens eine Stunde lang zugedeckt im Kühlschrank ziehen.

Dessert

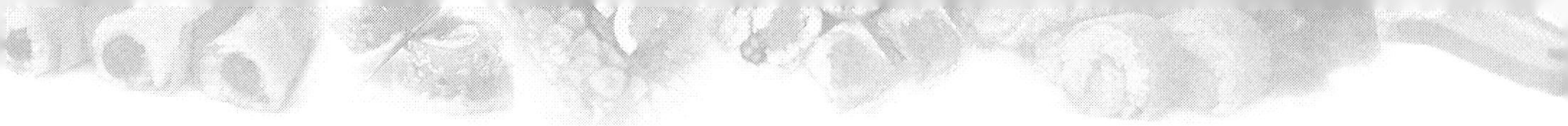

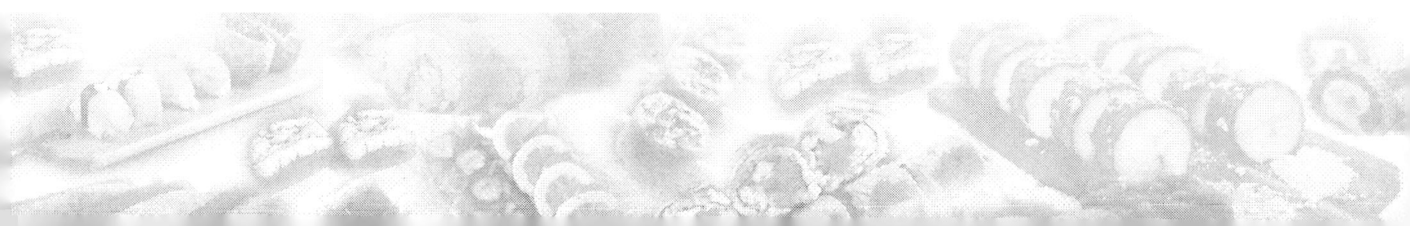

Matcha-Eis

Portionen: 4 | Dauer: 15 Minuten (+ Einfrierzeit)

Zutaten:

- Milch – 200 ml
- Sahne – 100 ml
- Matcha-Pulver – 2 TL
- Zucker – 40 g
- Eigelb – 2 Stück

Zubereitung:

1. Trennen Sie die Eier und schlagen Sie das Eigelb mit 20 g Zucker zu einer einheitlichen Masse.
2. Vermischen Sie die Eiermasse mit dem Matcha-Pulver.
3. Erhitzen Sie die restlichen 20 g Zucker mit der Milch und sobald die Milch kocht, geben Sie diese zu der Eiermasse hinzu.
4. Geben Sie die Mischung in den Topf und köcheln Sie diese bei kleinster Hitze. Spachteln Sie 15 Minuten lang die Mischung am Topfboden glatt, bis alles gleichmäßig verteilt ist.
5. Gießen Sie die Masse zurück in die Schüssel und stellen Sie diese in ein eiskaltes Wasserbad. Schlagen Sie in der Zeit die Sahne steif.
6. Rühren Sie vorsichtig die Sahne in die Eier-Milch-Masse ein und stellen Sie das Eis für ca. 4 Stunden in das Gefrierfach.

Japanisches Kokosgelee

Portionen: 4 | Dauer: 15 Minuten

Zutaten:

- Wasser – 500 ml
- Hafermilch – 250 ml
- Kokosmilch – 1 Dose
- Kokosflocken – 70 g
- Zucker – 120 g
- Agar-Agar – 12 g

Zubereitung:

1. Schütteln Sie die Kokosmilch vor dem Öffnen gut durch. Geben Sie diese zusammen mit der Hafermilch sowie Wasser in einen Topf.
2. Vermengen Sie Agar-Agar und Zucker und geben Sie es nach und nach in die kalte Flüssigkeit.
3. Lassen Sie alles aufkochen und köcheln Sie die Mischung unter ständigem Rühren ca. 3 Minuten lang. Geben Sie die Kokosflocken hinzu.
4. Geben Sie die Masse in einen rechteckigen Behälter und lassen Sie diese ca. 2-3 Stunden lang im Kühlschrank fest werden.
5. Schneiden Sie das Dessert in Würfel oder andere mundgerechte Stücke.
6. Sie können das Gelee auch einfrieren oder 3-4 Tage lang gekühlt aufbewahren.

Temaki mit selbst gemachter 7-Gewürze-Mischung

Portionen: 4 | Dauer: 15 Minuten

Zutaten:

- Wasser – 500 ml
- Hafermilch – 250 ml
- Kokosmilch – 1 Dose
- Kokosflocken – 70 g
- Zucker – 120 g
- Agar-Agar – 12 g

Zubereitung:

1. Sushi Reis zubereiten. Enoki Pilze waschen, putzen und das Kokosöl in einer Pfanne erwärmen. Die Pilze scharf anbraten. Mit Sojasoße ablöschen und in eine Schüssel umfüllen.

2. Limcttc ausprcsscn. Scsam, Pfcffcr, Kombu, Orangenschalen, Chiliflocken, Mohn und Tamarinde gemeinsam mörsern und in ein Glas abfüllen. Zwei TL von dem Gewürz mit dem Limettensaft und der Mayonnaise verrühren. Rucola waschen.

3. Hände anfeuchten und den Reis zu zehn kleinen Bällen formen. Noriblätter halbieren und die Reisbälle jeweils auf die linke Seite des Seetangs legen. Eine erbsengroße Menge der Würz-Mayonnaise beifügen, Füllung diagonal arrangieren und zu einer Tüte einrollen.

Sesampudding mit Früchten

Portionen: 4 | Dauer: 20 Minuten

Zutaten:

- Sesampaste – 1 Glas
- Milch – 500 ml
- Zucker – 4 EL
- Agar-Agar – ½ TL
- Früchte nach Geschmack – 500 g

Zubereitung:

1. Teilen Sie die Milch in 400 ml und 100 ml auf. Kochen Sie die 400 ml auf und stellen Sie die 100 ml zur Seite.
2. Lösen Sie Zucker und Sesampaste in der kochenden Milch auf. Verrühren Sie Agar-Agar mit der kühlen Milch, bis eine homogene Masse entsteht. Verrühren Sie dann beide Mischungen.
3. Geben Sie die Masse in eine Schüssel und lassen Sie diese in einem kalten Wasserbad abkühlen.

Extravagante Kreationen

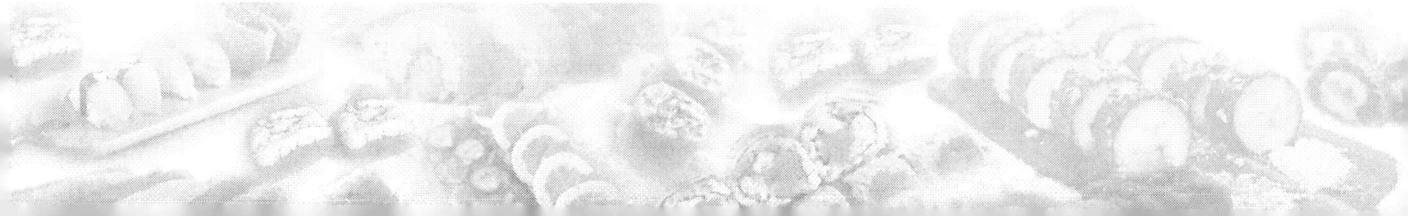

Sushi mit Weißwein-Dip

Portionen: 4 | Dauer: 85 Minuten

Zutaten:

- 450 g Sushi Reis
- 3 EL Reisessig
- Salz
- 1 TL Zucker
- 3 EL Sherry
- 50 ml Sojasoße
- 1 Gurke
- 4 EL süßer Weißwein
- 4 Noriblätter
- 150 g Lachsfilet
- 1 EL Wasabi
- 50 g Kaviar vom Lachs

Zubereitung:

1. Sushi Reis zubereiten. Reisessig, Salz und Zucker erwärmen und den Sherry beifügen, sobald sich der Zucker gelöst hat. Den Reis damit würzen.
2. Sojasoße in kleinem Gefäß auf niedriger Hitze langsam erwärmen. Gurke schälen, der Länge nach aufschneiden und entkernen. Anschließend in lange Streifen schneiden.
3. Ist die Hälfte der Sojasoße verdampft, mit Weißwein mischen und auskühlen lassen. Noriblätter halbieren und mit Sushi Reis belegen. Dabei einen Rand von einem Zentimeter lassen.
4. Lachsfilet in Streifen schneiden. Sushi Reis mit Wasabi verfeinern und mit Gurke, Lachs und Kaviar belegen. Maki fest einrollen und mit Dip servieren.

Radieschen Sushi

Portionen: 2 | Dauer: 40 Minuten

Zutaten:

- 30 g Sushi Reis
- 50 g Meerrettich
- 50 ml Sahne
- 3 EL Essig
- ½ TL Salz
- 1 Noriblatt
- 100 g Räucherlachs
- 2 Radieschen

Zubereitung:

1. Sushi Reis zubereiten, würzen und abkühlen lassen.
2. Meerrettich reiben und mit Sahne, Essig und Salz in einer Schale durchmischen und pürieren.
3. Noriblatt halbieren und zur Hälfte mit Reis belegen. Einen TL von dem Sahne-Meerrettich auf den Sushi Reis legen.
4. Räucherlachs in Streifen schneiden. Radieschen waschen und in Stifte schneiden.
5. Die Hälfte von Lachs und Radieschen mittig auf den Reis in einem langen Streifen auflegen.
6. Die leere Hälfte der Alge anfeuchten und Maki fest einrollen, wobei die angefeuchtete Alge den äußeren Rand bildet.
7. Mit der zweiten Hälfte des Noriblattes ebenso verfahren. Mit den restlichen Zutaten belegen und einrollen. Jede Rolle in sechs gleich große Stücke schneiden.

Avocado-Möhren Ura-Maki mit Roastbeef

Portionen: 1 | Dauer: 40 Minuten

Zutaten:

- 70 g Sushi Reis
- 20 g Möhren
- 1 Chili
- ½ Avocado
- 2 EL Teriyaki Soße
- 2 EL Mayonnaise
- 1 Noriblatt
- Kresse
- 100 g Roastbeef

Zubereitung:

1. Sushi Reis zubereiten.
2. Möhre waschen, schälen und in Streifen schneiden.
3. Chili waschen, entkernen und klein schneiden. Avocado schälen, entsteinen und in Streifen schneiden.
4. Teriyakisoße mit Mayonnaise verrühren. Kresse waschen.
5. Nori gänzlich mit Reis belegen. Das Blatt anschließend wenden und am unteren Rand mit Möhre und Avocado belegen. Einrollen und auf das Roastbeef legen. Erneut einrollen und in acht Stücke schneiden.
6. Mit Kresse und Chili garnieren und mit Teriyaki-Mayonnaise-Soße servieren.

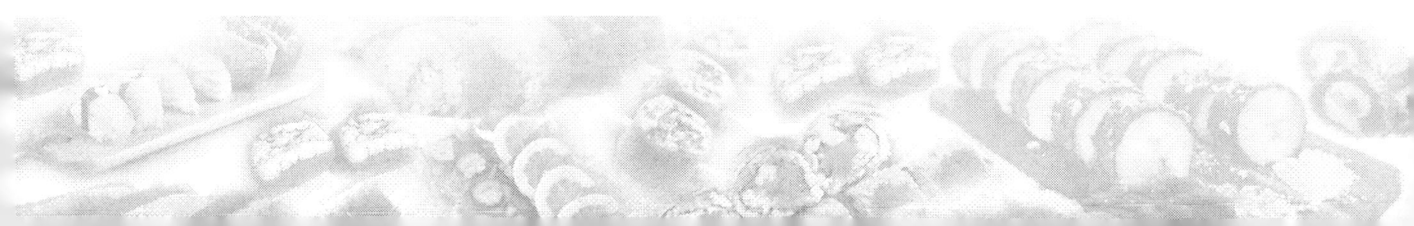

Freestyle Ideen

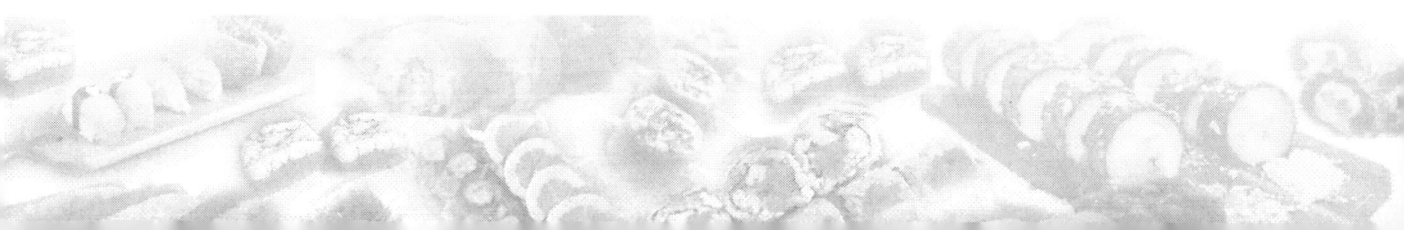

Rächerkarpfen-Gunkan

Portionen: 2-3 | Dauer: 40 Minuten

Zutaten:

- 400 g Sushi Reis
- 50 g Rote Bete
- 2 Gewürzgurken
- 250 g Räucherkarpfen
- 6 cm Meerrettich
- 2 EL Mayonnaise
- 3 EL Crème fraiche
- 2 Noriblätter
- Essig
- Kresse

Zubereitung:

1. Sushi Reis zubereiten. Rote Bete schälen, raspeln und unter den Reis mischen. Gewürzgurken und Räucherkarpfen würfeln.
2. Meerrettich schälen, raspeln und mit Mayonnaise und Crème fraiche verrühren und Gewürzgurke sowie Räucherkarpfen untermischen.
3. Noriblätter in insgesamt 20 Streifen schneiden. Essig mit Wasser verdünnen, Hände damit befeuchten und aus dem Reis zwanzig Bälle formen. Diese mit Noristreifen umwickeln und flach drücken.
4. Gunkan-Maki mit Creme befüllen und mit Kresse garnieren. Restlichen Meerrettich raspeln und darüber streuen.

Temari mit Räucherlachs

Portionen: 2-3 | Dauer: 30 Minuten

Zutaten:

- 300 g Sushi Reis
- 150 g Gurke
- Kresse
- 150 g Räucherlachs
- Essigwasser

Zubereitung:

1. Sushi Reis zubereiten. Gurke schälen, längs halbieren, mit einem kleinen Löffel entkernen und in Würfel schneiden.
2. Kresse waschen. Räucherlachs in 1x1 cm große Quadrate schneiden. Sushi Reis mit Gurke und Räucherlachs zu einer Masse verrühren.
3. Hände in Essigwasser tränken und die Reismasse zu zwölf Bällen formen. Diese einzeln in Frischhaltefolie einwickeln und wie ein Bonbon fest eindrehen. Anschließend auf einer Seite aufschneiden und anrichten. Temari mit Kresse garnieren.

Hähnchen-Oshi

Portionen: 2-3 | Dauer: 60 Minuten

Zutaten:

- 400 g Sushi Reis
- 300 g Hähnchenbrust
- ½ Limette
- 8 EL Reiswein
- 4 EL Miso Paste
- 3 EL Sojasoße
- 3 EL Kokosöl
- 2 Salzpflaumen
- 150 g Mango
- 1 Bund Dille

Zubereitung:

1. Sushi Reis zubereiten. Hähnchen in Streifen schneiden. Limette auspressen. Reiswein erwärmen und Miso Paste, Limettensaft, Sojasoße und Kokosöl unterrühren. Hähnchen für 20 Minuten marinieren.
2. Salzpflaumen und Mango halbieren, entsteinen, klein schneiden und vermischen. Dille waschen und hacken. Hähnchen beidseitig anbraten.
3. Oshi-Form waschen und bespannen. 100 g Sushi Reis in die Form füllen. Die nächste Schicht besteht aus der Hälfte des Obstes. Anschließend folgen weitere 100 g Sushi Reis und die Hälfte des Hähnchens. Oshi andrücken und in Stücke schneiden.
4. Die zweite Portion Oshi ebenso schichten, andrücken und klein schneiden.

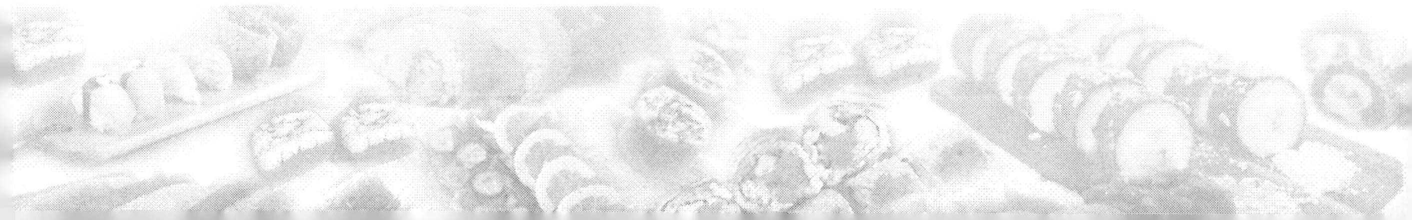

Haftungsausschluss

Dieses Buch enthält Meinungen und Ideen der Autorin und beabsichtigt den Lesern informatives und hilfreiches Wissen mit einem Unterhaltungscharakter zu vermitteln. Die enthaltenen Anleitungen und Strategien passen möglicherweise nicht zu jedem Leser, und es gibt keine Garantie dafür, dass sie auch wirklich bei jedem funktionieren. Die Benutzung dieses Buchs und die Umsetzung der darin ausgearbeiteten Informationen / Rezepte erfolgt ausdrücklich in eigener Verantwortung und Risiko. Das Werk, inklusive aller Inhalte, gewährt keine Gewähr oder Garantie für Korrektheit, Vollständigkeit, Qualität oder Aktualität der zur Verfügung gestellten Informationen. Fehlinformationen und Druckfehler sind nicht vollständig auszuschließen.

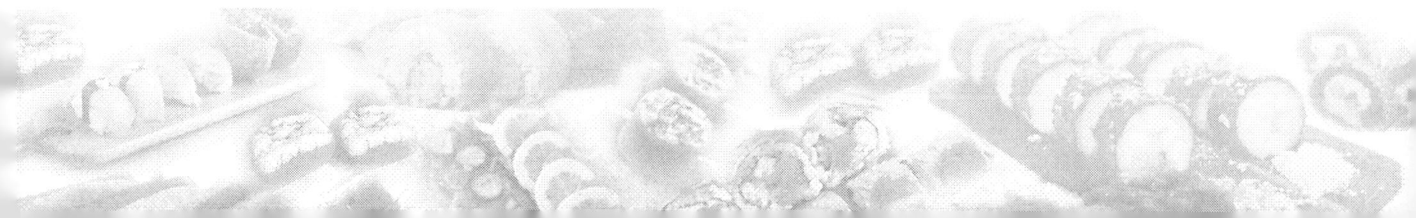

Impressum

c/o Taro Watanabe

impressumservice.net

Robert-Preußler-Straße 13 / TOP 1

5020 Salzburg

AT – Österreich

dibookspace@gmail.com

Cover Oliviaprodesign Fiverr

Cover Picture: its_al_dente - Shutterstock

37679021R00066

Printed in Poland
by Amazon Fulfillment
Poland Sp. z o.o., Wrocław